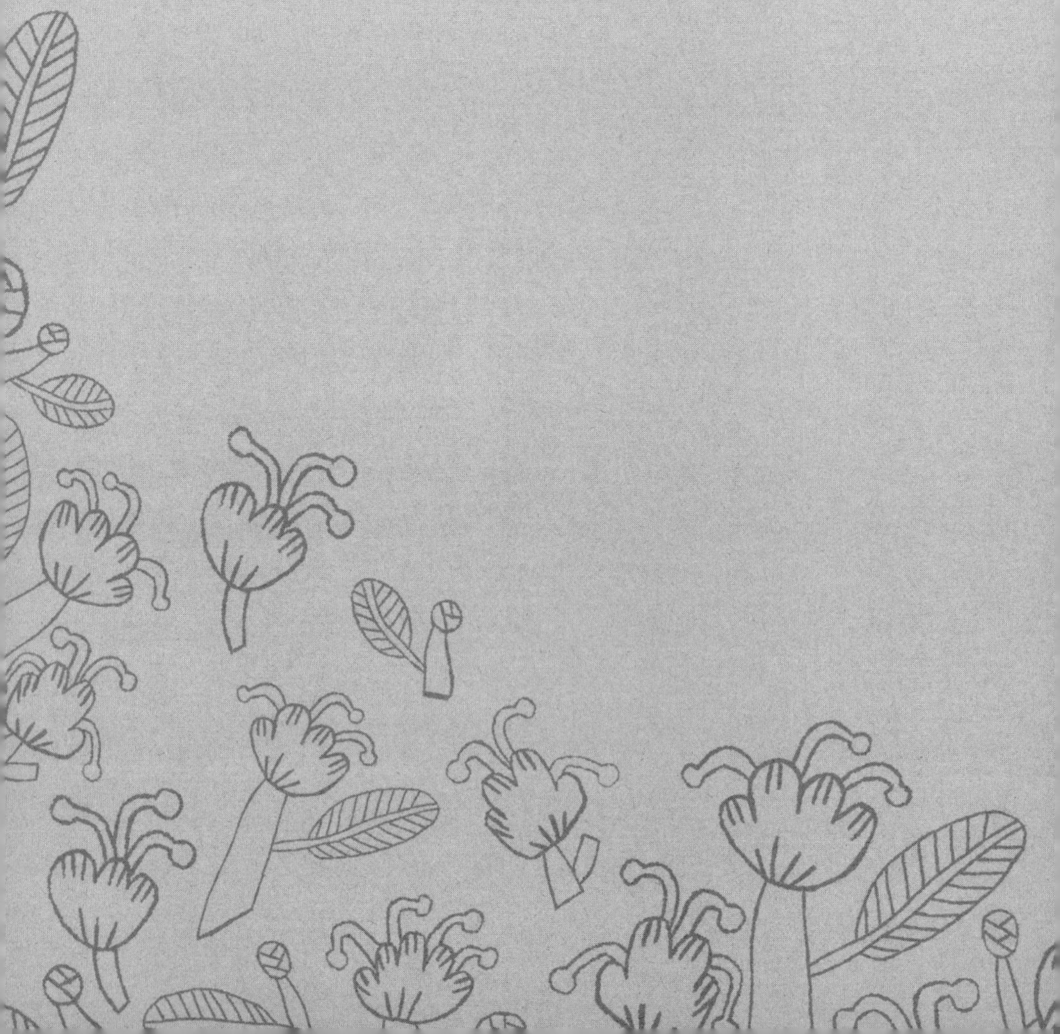

당당한
환자 생활

Help Me to Heal
by Bernie Siegel, M.D., and Yosaif August

Tune into Hay House broadcasting at: www.hayhouseradio.com

당당한 환자 생활

2019년 3월 28일 초판 1쇄 발행. 버니 시겔과 요사프 오거스트가 쓰고 문 실버만이 옮겼으며, 김철환이 감수를 하였습니다. 도서출판 샨티에서 박정은이 펴냅니다. 편집은 이홍용이, 표지 및 본문 디자인은 김경아가 하였으며, 마케팅은 강인호가 합니다. 표지 그림은 조영금이 그렸고, 인쇄 및 제본은 상지사에서 하였습니다. 출판사 등록일 및 등록번호는 2003. 2. 11. 제25100-2017-000092호이고, 주소는 서울시 은평구 은평로3길 34-2, 전화는 (02) 3143-6360, 팩스는 (02) 6455-6367, 이메일은 shantibooks@naver.com입니다. 이 책의 ISBN은 979-11-88244-38-6 03510이고, 정가는 16,000원입니다.

이 도서의 국립중앙도서관 출판시도서목록(CIP)은 e-CIP홈페이지(http://www.nl.go.kr/ecip)와 국가자료공동목록시스템(http://www.nl.go.kr/kolisnet)에서 이용하실 수 있습니다.(CIP제어번호: CIP2019009971)

• 병원 가서 기죽지 않고, 주체적인 환자 되기 •

당당한 환자 생활

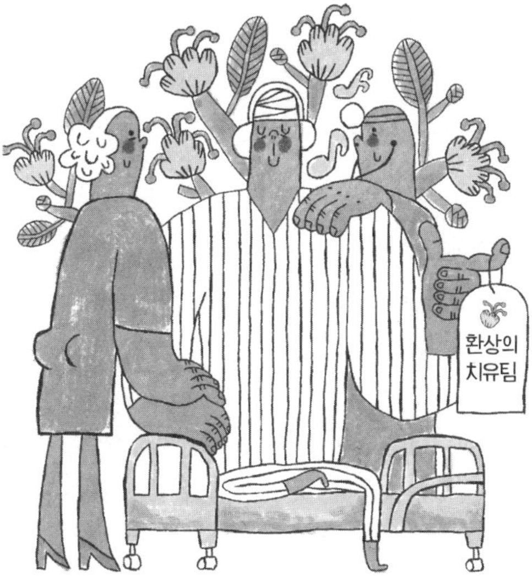

버니 시걸 · 요사프 오거스트 지음
문 실버만 옮김 | 김철환 감수

【산티】

이 책에 대한 찬사

만일 당신이나 사랑하는 사람이 심각한 의료 치료를 받아야 한다면 이 책의 정보가 생명뿐 아니라 영혼을 구해줄 것이다. 이 책을 읽고, 흡수하고, 이용하라. 이 책은 환자이자 인간으로서의 당신을 진심으로 염려하는 저자들의 실용적 지혜를 담고 있다.

—앤드루 웨일Andrew Weil(의학박사, 애리조나 대학 통합의학프로그램 전담)

병원 입원은 현재 미국에서 주요 사망 요인의 하나로 꼽힌다. 불행히도 언젠가는 우리들 대부분이 병원 치료를 받게 될 것이다. 향후 당신의 생존을 돕고 병고에 대한 경험을 통해 배우며 치유하기 위해서, 버니 시걸과 요사프가 쓴 이 책은 꼭 읽어야 할 귀중한 자료이다.

—래리 도시Larry Dossey(의학박사, *Healing Beyond the Body* 저자)

버니 시걸은 실의에 빠진 채 수동적인 자세로 일관해 온 환자들에게 적극적으로 자신의 치료에 참여하도록 일깨워주는 탁월한 재능을 갖고 있는 것 같다. 감동적으로 잘 쓴 책이다. 이 책은 힐링에 대한 시각을 변화시킬 뿐 아니라 진정한 치유의 길로 들어설 수 있는 방편을 제공한다.

—에브렛 쿱C. Everett Koop(의학박사, 미국 전 의무총감)

차례

치유를 도우소서

하느님, 저의 치유를 도우소서.
제가 건강을 회복하게 하소서.
저의 삶과 육체가
조화와 균형을 이루게 하소서.

하느님, 저의 치유를 도우소서.
저의 영혼에 생명의 의지를 불어넣어 주소서.
제가 본연의 완전함을 볼 수 있는
혜안을 갖게 하소서.

하느님, 저의 치유를 도우소서.
의심과 절망으로 미혹된 마음을 씻어주소서.
질병과 고통의 시간을 견디고
일어나게 하소서.

하느님, 저의 치유를 도우소서.
오직 제가 당신의 사랑만을 알게 하소서.
순결한 마음 안에
오직 사랑만을 느끼게 하소서.

하느님, 저의 치유를 도우소서.
저의 믿음을 더욱더 굳건하게 하소서.
당신의 은혜로
제가 마음의 평화를 얻게 하소서.

하느님, 저의 치유를 도우소서.
저에게 자비와 은총을 베푸소서.
당신의 권능으로
제가 완전함을 회복하게 하소서.

하느님, 저의 치유를 도우소서.
당신의 뜻에 철저히 굴복하게 하소서.
두 팔로 저를 들어 올리시어
갓 태어난 아기처럼 당신의 품에 안아주소서.

제가 다시
진정으로 미소 짓게 하소서.

—밥 실버스테인Bob Silverstein

추천의 말

누구에게나 환자가 된다는 것은 두렵고 불편한 일이다. 가벼운 증상이나 병도 그러한데 생명을 위협할 수 있는 병이라면 더욱 그렇다. 환자 자신과 가족과 친구, 동료들은 어떻게 해야 할지 당황하고 어려움을 느낄 수 있다.

사람들은 병이라는 문제를 다루기 위해 가장 필요한 것은 명의를 찾는 일이라고 생각한다. 그러나 막상 명의를 찾으려면 누가 명의인지, 어떤 경로를 밟아야 만날 수 있는지 알기 어렵다. 소위 명의라는 의사일수록 예약도 어렵고 직접적인 상담과 치료는 더욱 요원하다. 이때 주치의가 있다면 도움이 된다. 대통령만 주치의가 필요한 것이 아니라 국민 누구나 자신과 가족의 주치의가 필요하다. 자기가 사는 지역의 신뢰할 만한 의사 한 명쯤을 평소 알아둘 필요가 있다. 그 의사는 적절한 방법의 선택지에 대해 상담할 수 있고 적절한 의료 기관으로 의뢰서를 써줄 수 있다. 더욱 훌륭한 주치의는 그 병의 치료뿐만 아니라 병을 예방하고 건강을 증진할 수 있도록 돕는 역할까지 수행할 것이다.

이 책《당당한 환자 생활》은 환자가 치료의 주인이 되도록 돕는 책이다. 환자가 치료의 대상으로 수동적으로 머무는 것이 아니라 주체적으로 치유의 중심이 되는 것이 왜 중요한지 실례를 들어 설명한다. 환자는 의료진을 비롯한 가족과 친구의 인적 자원과 환자 자신의 내적 치유력을 모두 동원하여 건강하게 퇴원하고 치유라는 목표를 달성하기 위한 방법과 전략을 갖고 있어야 한다. 의료진이 모두 환자를 내 가족처럼 여기고 최선을 다하여 실수 없이 목적을 달성하는 서비스를 제공하면 좋으련만 현실은 그리 녹록지 않다.

환자 자신은 자신의 병과 치료 계획 및 과정에 대해 듣고 판단하고 결정할 수 있어야 한다. 치유의 주체자가 되어야 한다는 뜻이다. 환자는 치유를 위해 의료진과 어떻게 파트너십을 형성하고, 환자의 권리나 책임은 무엇인지를 알아야 한다. 이 책은 이에 대한 충분한 조언을 하고 있다. 결국 어떤 준비를 하고 어떤 결정을 하고 어떤 행동을 할지는 환자의 몫이다. 치유의 여정에 이 책이 큰 힘이 되기를 기원한다.

—김철환(새안산상록의원 원장/ 의학박사/ 가정의학과 전문의)

서문

요사프와 나는 콘퍼런스에서 처음 만났다. 당시 나는 기조 연설자였고, 그는 '간병인 양성'에 관한 워크숍을 진행하고 있었다. 그 뒤 우리는 친구처럼 유쾌하고 가벼운 이메일들을 주고받으며 힐링healing에 대해 서로 비슷한 관점을 갖고 있다는 사실을 알게 되었다. 일찍이 요사프는 나에게 자연 경치가 담긴 베드스케이프Bedscape 견본을 보내주었다. 병실 커튼에 매달아 환자들에게 좀 더 평온한 치유 환경을 제공하는 창문 크기의 벽면 사진이었다. 나는 그것이 마음에 들어 의료직에 있는 사람들에게 소개해 주기 시작했다.

그 후 요사프는 내게 이 책의 초기 원고를 보냈다. 제목은《창의적 방문*Creative Visiting*》이라고 씌어 있었다. 그는 내게 그 책의 소개문을 부탁했다. 감동적인 제안이었지만 당시 나는 글을 쓸 수 있는 시간이 없었다. 그래서 소개문 대신 추천의 글을 쓰겠다고 제안했다. 그것이 내가 그 책에 대해 들은 마지막 이야기였다. 그러고 나서 몇 년이 지났을 때 요사프가 내게 공동 저술로 그 책의 범위를 확장하고 싶다고 말했다.

다시 한 번 그의 멋진 제안에 고마운 생각이 들었지만 여전히 나는 너무 바빴다. 그러나 요사프의 두 번째 초대를 받은 후, 어느 날 밤 문득 오래전에 써두었던 단행본 《시걸 킷*Siegel Kit*》이 떠올랐다. 그것은 입원 환자들에게 물총과 매직펜, 호루라기 같은 짓궂은 소도구를 챙기라고 조언한 글이었다. 나는 그 단행본이 요사프가 구상하고 있는 책과 잘 맞아떨어진다는 생각이 들었다. 그래서 그날 밤 곧장 이메일을 보내 우리의 공동 저술은 신의 뜻인 것 같다고 말했다.

우리는 공동 집필에 합의하고 책의 제목을 《환자는 질병 그 이상이다*Patient No More*》로 정했다. 환자의 육체적·정신적·영적인 욕구들을 모두 보살펴야 한다는 점과 주체적 자세의 중요성을 강조하기 위한 취지였다. 아울러 인간성과 치유를 무시한 채 오직 생리적 문제에만 초점을 두고 있는 현행의 의학적 치료와 의료 시스템에 경각심을 일으키고 싶었다. 우리는 환자가 질병으로 취급되기보다는 한 인간으로서 치료받아야 한다고 생각했다. 또한 이 책을 통해 치유를 위한 주체적 자세와 자기 이해 그리고 자기 표현에 대한 방법들을 제시하고 싶었다.

그러나 집필을 시작한 지 얼마 지나지 않았을 때 우리가 쓰는 글의 내용이 애초에 기획했던 주제의 범위를 훨씬 넘어서고 있다는 사실을 깨달았다. 게다가 책의 제목이 지나치게 적대적이고 제한적이라는 느낌이 들었다. 우리는 환자의 주체적 자세 이외에도 병원이나 요양원, 집 등 환자가 머무는 곳이면 어디서나 치유를 도모할 수 있는 다양한 방법들을 알리고 싶었다.

사실상 치료와 건강에 관련된 자료들은 무궁무진하다. 그러나 막상 건강의 위기에 직면한 환자와 그 가족들이 치유를 준비하고 계획하기 위해 기댈 수 있는 체계적이고 통합적인 정보는 매우 부족하다. 아이러니하게도 그러한 정보들은 전혀 새로운 것이 아닌데도, 의료 전문가들 역시 그들의 교육 과정에서 그런 내용을 제공받지 못하고 있다. 수십 년 전부터 우리는 몸과 마음이 서로 소통한다는 사실을 잘 알고 있다. 지금부터 70여 년 전 정신의학자 칼 융Carl Jung은 내담자로부터 우윳빛이 도는 뿌연 연못에 장애물이 떠 있었다는 꿈 이야기를 듣고, 내담자에게 뇌척수액의 흐름을 방해하는 뇌종양이 있다는 결론을 내렸다. 그의 분석은 정확했다. 그러나 오늘날 의과 대학에서 꿈의 분석이 유용한 의학적 자료가 될 수 있다는 사실을 배우는 의학도들이 얼마나 되는가?

우리는 치유에 대한 당신의 결정에 필요한 수단을 제공하기 위해 이 책을 썼다. 아울러 병원이나 요양원, 진료실, 재활원, 집 등 어디서나 마땅히 보장되어야 할 환자의 권리와 보살핌, 배려를 받을 수 있는 방법을 소개하려고 한다. 이 책에 소개되는 짤막한 에피소드와 아이디어, 힐링 활동 들은 당신의 자가 치유력을 높이고 강화시켜 줄 것이다. 스스로의 치유 능력을 촉진하고 증강시키도록 유도하는 징검다리가 되어줄 것이다. 또한 그것들은 주위의 힐링 에너지 자원(가족, 친구, 이웃, 동료, 의료 전문가 그리고 영적 믿음 등)을 최대한 동원하여 치유에 활용할 수 있는 방법을 가르쳐줄 것이다.

이 책은 전체적인 접근 방식을 취해 자기 주변에 있는 치유 자원들을 최대한 이용할 수 있도록 도와준다. 이 책의 구성은 아래의 세 가지 전제를 토대로 하고 있다.

1. 어떤 삶을 살아왔든 당신은 치유될 권리가 있다.
2. 가까운 사람들을 동원하여 자신의 지원팀을 꾸릴 수 있다.
3. 자기 삶의 주체가 될 수 있다.

만일 위 전제들이 고무적이며 사실적으로 와 닿는다면, 치유를 시작하는 당신에게 여기 있는 정보들은 든든한 디딤돌이 되어줄 것이다. 그러나 이들 전제가 회의적으로 들리거나 치유될 권리에 대한 의심과 실패에 대한 두려움이 앞선다면 이 책은 당신에게 더욱더 중요할 것이다. 낙담하고 포기하기 전에 그리고 자신의 삶과 치유에 대한 책임을 내려놓기 전에, 성소聖所 만들기와 지원팀 꾸리기 등 몇 가지 방법만이라도 시도해 보라. 떠오르는 아이디어와 여기 있는 정보들을 합쳐 당신만의 치유 여정을 계획해 보라.

이 책을 통해 당신은 자신을 확장하고 새로운 치유법을 이용하며 사랑과 보살핌을 받을 수 있는 방법을 배울 수 있다. 당신의 생득권을 상기시키기 위해 우리는 이 책의 3부에 '환자 권리증'을 만들어두었다. 이 권리증은 당신에게 사랑하고 사랑받으며, 보살피고 보살핌을 받을 수 있는 권리를 부여하며, 스스로 사랑과 보살핌에 대한 생득권이 있다는 사실을 인정할 수 있을 때까지 유효하다. 비록 질병으로 인해 자신에게 일어나는 일들을 통제할 수 없을 때라도 여기 제시된 몇 가지 힐링 방법을 시도한다면, 의심과 분노의 에너지를 삶의 변화와 질서를 유도하는 치유의 힘으로 전환시킬 수 있을 것이다.

—버니 시걸 M.D.

감사의 말

헌신적인 도움을 주신 빅토리아 프리어, 조지 릴리, 요사프 오거스트 그리고 헤이 하우스의 편집자분들께 감사드립니다.

—버니 시걸

수많은 천사들, 특히 내 아내 슈라는 참신한 비전vision을 제시하며 시종일관 지원을 아끼지 않았다. 개인적으로 조이 홉킨스 하우스만으로부터 맨 처음 소개를 받았던 버니는 시작부터 나의 천사였다. 제니 슈와츠는 이 책을 준비하는 동안 꾸준한 사랑과 지혜, 영감을 불어넣어 주었다. 나의 에이전트이자 친구인 퀵 실버 북스의 밥 실버스테인은 우리에게 이 책의 제목을 제안해 주었고, 이를 토대로 서두에 시를 선물해 주었다. 이외 치유에 대한 지혜와 경험을 선물하고 아낌없는 사랑과 지원을 베풀어준 수많은 관계자들의 도움에 깊이 감사한다.

—요사프 오거스트

들어가는 말

환자의 주체적 자세가 중요한 이유

최근 병원에 입원하는 것이 얼마나 위험한지에 대한 뉴스들이 쇄도하고 있다. 우리가 이 소개문을 쓰고 있는 동안 월간지 《프리벤션*Prevention*》은 "살아서 퇴원하기"라는 제목의 커버 스토리를 특집으로 다뤘다. 동시에 각종 신문들은 편도선 수술을 받으러 간 어린 소녀가 눈 수술을 받았는가 하면 눈 수술을 받으러 간 아이는 편도선 수술을 받았다는 기사를 앞다투어 보도하고 있었다. 한 주요 대학 병원에서는 얼마 전 두 명의 환자가 심장 도관 삽입 수술을 받던 중 산소와 아산화질소의 도관이 뒤바뀐 바람에 사망했다. 한편 전 세계 사람들은 17세 소녀 제시카 산틸란의 죽음을 애도했다. 그녀는 심폐 이식 수술에서 의사들의 실수로 혈액형이 다른 장기가 사용되는 바람에 사망했다.

각종 뉴스 매체는 하루가 멀다 하고 엉뚱한 장기가 제거되었거나 엉뚱한 쪽의 팔과 다리가 수술되었다는 끔찍한 이야기들로 가득하다. 그러나 그보다 더 소름끼치는 사실은 이와 같은 의료 사고가 날마다 발생하고 있다는 점이다. 단순한 의학적 통계만 보더라도 미국에서 10대 주요 사망 요인 중 하나는 병원 입원이다. 매 시간당 열 명이 병원에서 의료 사고로 사망하고 있다. 어쩌면 지금 우리에게 정말로 필요한 책은 《치유를 도와주세요》(이 책의 원제는 *Help Me To Heal*이다—옮긴이)가 아니라 《'살아남게' 도와주세요》일지 모른다.

설마 그렇게까지 나쁠 리 없다는 의문이 든다면 매년 의료 사고로 인한 사망자 수가 무려 9만 8천 명이 넘는다는 의학연구소Institute of Medicine(IOM)의 공식 집계를 확인해 보라. 1999년 의학연구소의 발표가 있고 나서 미국 의료기관인증평가위원회Joint Commission on Accreditation of Healthcare Organizations(JCAHO)는 "당당하게 말씀하십시오. 그것이 의료 사고의 예방을 돕습니다"라는 캠페인 구호를 내걸었다. 아울러 소책자를 발행해 의료 사고의 피해자가 되는 것을 예방할 수 있는 방법에 대해 조언했다. 아래의 제안들은 그중 일부이다.

- 의사에게 당신의 질병을 치료할 수 있는 전문의 교육을 받았는

지와 치료 경력에 대해 물어라.(당신이 추천받은 의사들에게도 마찬가지의 질문을 하라.) 만일 의사가 질문에 대한 답변을 꺼리면 다른 의사를 찾아라.

• 검사를 많이 받고 약을 많이 탄다고 해서 반드시 더 좋은 것은 아니다. 새로운 검사나 처방전이 제시되면, 의사에게 그것들을 통해 어떤 효과를 얻을 수 있는지 물어라.(더 효과적이고 위험률과 비용이 낮은 대체의학적 치료들도 많이 있다는 사실을 잊지 마라.)

의료 사고의 피해자가 되는 것을 예방하기 위해 당신이 물어야 할 질문들이 많이 있다. 자신의 생명을 지키려면 지체 없이 질문해야 하며, 필요한 정보를 얻어야 할 때 주눅 들거나 겁먹지 않는 주체적인 자세를 가져야 한다.

그렇다면 어째서 병원들이 그토록 위험한 장소로 변질된 것일까? 우리는 가장 큰 요인 중 하나로 의료 기술이 인술仁術을 대체하면서 시작되었다고 본다. 기술로 생명을 살릴 수 있을지는 모르나 인간이 인간에게만 제공할 수 있는 보살핌과 배려를 대신할 수는 없다. 오늘날 의사, 간호사 그리고 여타 의료직 종사자들은 대부분 예외 없이 의료 기술과 의료 기기에 대해 많은 것을 배운다. 그러나 정작 환자에게 필요한 인간적인 보살핌과 배려, 관심을 기울이는 방법에 대해서는 거의 배우지 않는다. 그들은 병을 치료하기 위해 환자의 경험이나 심리적·영적인 문제들이 고려되어야 한다는 사실

또한 배우지 않는다.

만일 권위자나 의료 관계자들이 자신들이 운영하는 시설에 입원해야 한다면 병원은 전혀 다른 방식으로 운영될 것이다. 그래서 가끔 우리는 병원의 의료 서비스를 개선할 수 있는 가장 쉽고 빠른 방법은 적어도 일주일 이상 환자로 입원해 본 적이 있는 의료인들만 고용하는 것이라고 이야기한다. 의사들(그들 자신 혹은 그들의 직계 가족)은 본인이 심각한 질병을 경험할 때 환자를 옹호하는 대변인으로 나서는 경우가 종종 있다.

실제로 그러한 의사 중 한 명이 입원을 경험한 후 환자들을 위해 만든 생존 리스트survival list가 있다. 그 리스트에는 그가 의과 대학에서 배운 것이 단 한 가지도 없다. 만일 "수술 전 당신 무릎에 '이쪽 수술'이라고 표기하세요"와 같은 유용한 조언이 담겨 있는 그의 리스트를 건강 보험 회사들이 환자들에게 의무적으로 나눠주도록 한다면 어떨까? 그래서 앞서 언급한 소녀의 부모가 눈 수술을 받으러 가는 딸의 이마 위에 "이쪽 눈 수술"이라고 표기했더라면 어땠을까? 또한 편도선 수술을 받으러 가는 또 다른 아이의 부모는 딸의 턱 위에 "편도선과 아데노이드만 제거"라고 표기했더라면 어땠을까? 아마도 두 아이들은 엉뚱한 수술을 받지 않아도 되었을 것이다.

의료 사고로 인한 피해자가 속출하자 미국 의료기관인증평가위원회에서도 이와 유사한 대책을 제시했다. 그러나 이들은 한 발 더 나아가 "수술 부위뿐만 아니라 수술을 받지 않는 부위에도 표시하시오"라고 촉구했다. 모 대학 병원에서는 의료진의 실수로 환자의 엉뚱한 다리가 절단된 사건이 있은 후, 수술 전에 의료진이 건강한 쪽 다리에 '아니오No'라고 표기하기로 결정했다. 그러나 만일 '아니오'라고 표기한다면 '이쪽이 아닙니다'라는 뜻인가, 아니면 '이쪽 다리가 좋지 않습니다'라는 뜻인가? 안전하려면 메시지가 분명하고 확실해야 한다. 유방암 수술을 받기로 되어 있던 한 여성은 수술 부위의 반대쪽 가슴에 "이쪽이 아니야. 멍청아!"라고 썼다. 그녀의 메시지는 조금도 오해의 소지를 남기지 않았다.

그 의사의 생존 리스트는 마지막 부분에서 치유에 필요한 환자의 생존적 자세를 강조하고 있다. 그는 환자들이 자기 주장을 분명하게 해야 하며, 부탁하거나 물을 때는 병원 직원들을 귀찮게 하는 것이 아닐까 우려해서는 안 된다고 경고한다. 그의 말이 옳다. 당신의 목표는 착한 환자가 되는 것이 아니라 병이 낫는 것이다. 당신은 의료 사고의 희생자가 되어서는 안 된다. 자신의 치료에 대해 미심쩍은 생각이나 뭔가 잘못된 것 같다는 느낌이 들면 즉각 의료인의 치료를 중단하고 세부적인 사항들을 다시 확인해 달라고 요구하라. 신문지상의 헤드라인을 장식하거나 법적인 의료 소송을 제기하지 않더라도 누군가 당신의 생명을 앗아가도록 허용할 필요는 없다.

'병원hospital'이라는 단어는 원래 '환대hospitality'라는 어휘에서 파생된 말이다. 그러나 오늘날 병원들은 이 본래의 의미와는 거리가 멀다. 호텔 관리인이라면 누구나 투숙객을 안전하고 편안하게 유치하는 방법을 알고 있다. 그런데 어째서 의료 전문가들은 사람을 돌보는 방법에 대해 그들만큼도 모르는 것일까?(마찬가지로 우리는 호텔에서 우리가 원하는 것을 말하고 주장하면서 어째서 병원에서는 그렇게 하지 않는 것일까?)

심리 치료사, 마사지사, 광고주 들은 색깔과 감촉, 소리, 모습 그리고 향기가 심리적 안정에 기여할 수 있다는 사실을 잘 알고 있다. 이것은 실제로 과학적 연구에서 충분히 입증된 사실이다. 그러나 심리적 안정을 돕는 향기와 소리를 도입하여 환자들에게 도움을 주려는 현대 암 센터들이 과연 얼마나 되는가? 정밀 진단을 위해 MRI를 찍는 동안 환자가 불안하고 초조해하거나 가만히 누워 있을 수 없다면 검사가 취소되어야 한다. 그러나 그렇게 하면 환자의 진단 작업이 늦어지고 병원이 재정적 손실을 입게 된다는 이유로 그대로 감행하는 경우가 얼마나 많은가? 어느 주요 암 센터는 시범 운영을 통해 병실에 음악을 틀어주고 마음을 진정시키는 아로마를 도입한 뒤, 불안과 통증을 호소하는 환자들이 줄어들었으며 병원의 지출도 대폭 감소되었다고 발표했다.

리츠칼튼호텔 회사의 전 대표이자 최고 경영 책임자인 호스트

슐츠Horst Schulze는 호텔 사업의 개선 방법을 그가 암 환자로 입원해 있을 때 깨달았다. 그는 호텔 사업이 성공하려면 호텔을 찾는 모든 사람들이 보살핌을 느낄 수 있게 해야 한다고 생각했다. 그것은 정확히 그가 병원에 입원해 있을 때 원했던 방식이었다. 현재 리츠칼튼호텔에서 일하는 직원들은 누구나 보살핌의 경영 이념이 명시된 '황금률' 사훈을 암송한다. 그것은 이렇게 시작된다. "우리는 신사숙녀분들을 돌보는 신사숙녀들이다. 우리의 최고 사명은 정성을 다해 손님을 보살피며 그들의 안전과 편안함을 돕는 것이다."

이에 반해 미국의 의과 대학 선언문은 "나는 내가 환자의 처지에 있을 때 다뤄지고 싶은 방식으로 환자를 다루기로 선언한다"고 명시하고 있다. 당신이라면 신사숙녀의 '보살핌을 받고cared for' 싶은가 아니면 환자로 '다뤄지고dealt with' 싶은가? 우리는 누군가 당신과 당신의 진단을 다룬다면 오진이나 의료 사고의 위험률이 훨씬 더 높아질 것이라고 생각한다.

호텔의 경영 원칙은 직원에게도 이롭다. 사람을 '보살피는' 것이 '취급'할 때보다 훨씬 더 만족스럽고 가치 있는 일로 느껴지기 때문이다. 어쩌면 그런 연유로 병원에서는 연중 내내 부족한 간호 인력에 허덕이는 반면 리츠칼튼호텔에서는 직원들의 연간 이직률이 겨우 5퍼센트에 불과한지 모른다.

이 책은 최근 우리에게 편지를 보낸 젊은 여성 암 환자와 같이 치유에 대한 정보를 찾는 사람들을 위한 것이다. "저는 암 진단을 받자마자 곧바로 입원했어요. 그리고 지금은 소식을 듣고 시골에서 황급히 올라오신 부모님과 함께 있습니다"라고 시작된 그녀의 편지는 병원에서 어떤 일들을 겪었는지 상세히 기술하고 있었다. 의료진의 무관심과 냉담한 태도는 차치하고라도, 어느 누구도 그녀의 말을 들어보려는 시늉조차 하지 않았다.

그래서 그녀는 생존자답게 행동했다. 즉각 퇴원을 신청하고 병원을 나와 새로운 의사를 찾았다. 그리고 인간적인 배려와 간호를 받을 수 있는 다른 병원을 알아냈다. 그곳에서 그녀는 치유에 대한 책들을 읽고 명상과 심상화心象化 훈련을 시작했다. 또한 병원에 환자들을 위해 비치된 힐링 비디오들을 시청했다. 그녀는 현재 치유의 길로 들어섰으며, 암이 자신의 삶을 바꿔놓은 고마운 선물이라며 이렇게 썼다. "암은 제가 건강했더라면 알지 못했을 새로운 세계에 눈을 뜨게 해주었습니다. 이제 저는 두려워하며 삶을 살아서는 안 된다는 것을 알고 있습니다."

우리는 암 진단을 받은 그 젊은 여성과 같은 사람들에게 치유 자료를 제공하기 위해 이 책을 준비했다. 1부는 환자를 위한 생존 가이드이며, 2부는 방문자와 간병인을 위해 마련했고, 3부는 힐링 활동에 대한 실질적인 안내와 설명을 담았다. 그러나 환자라도 방문객과 간병인을 위해 쓴 2부를 읽어본다면 다른 사람들이 자신을 돕게 만들 방법을 배울 수 있을 것이다. 마찬가지로 방문객과 간병인이 환자 편을 읽는다면 환자에게 필요한 도움이 무엇인지 더 잘 이해할 수 있을 것이다.

만일 당신이 입원하자마자 병원을 바꾼 앞서의 그 젊은 여성과 같다면—그녀와 같은 용기가 있다면—이 책에서 당신이 원하는 정보를 얻을 수 있을 것이다. 우리는 수십 년간의 경험을 통해 병원이나 집, 요양 시설 등 당신이 어디에 있든 이 책이 당신의 치유에 길잡이가 되리라는 걸 알고 있다.

사랑으로 채워진 몸에는 질병이 머물기 어렵다. 따라서 당신의 치유는 완치로 이어질 것이다. 그러나 우리는 결코 완치를 약속하거나 그저 죽음을 피하기 위해 무엇이든 하라고 조언하지 않는다. 만일 우리가 완치를 장담한다면 언젠가는 누구나 죽게 되므로 많은 사람들이 우리에게 분노할 것이다. 그러면 그들은 천국에서 우리를 용서하기 위한 그룹 치료를 받아야 할지 모른다. 그러므로 부디 죽음을 피하기 위해 이 책을 읽지는 않았으면 한다. 그 대신 당신의 삶을 치유하고, 다양한 모습과 크기로 찾아오는 축복을 발견하기 위해 읽기를 바란다. 그중 하나는 어쩌면 질병의 치료와 부작용이 반드시 부정적인 측면만 있는 것은 아니라는 점을 깨닫는 것일지 모른다.

치유하고 싶다면 기꺼이 변화할 수 있어야 한다. 어떤 책이나 어떤 사람도 당신을 바꿀 수 없다. 당신을 변화시킬 수 있는 사람은 오직 당신 자신뿐이다. 당신에게 치유에 대한 강한 열정만 있다면, 우리가 당신을 인도하고, 코치하며, 모든 치유 자료를 동원하여 활용할 수 있도록 지원할 수 있다. 또한 삶에 대한 의지를 키우고 생존력을 강화할 수 있도록 도우며, 가족과 친구, 치료팀에게 "나의 치유를 도와주세요"라고 말하기 위해 당신이 알아야 할 것들을 가르쳐줄 수 있다.*

—버니와 요사프

* 이 책의 어떤 부분들에서 우리는 서로의 의견을 구분하기 위해 각자의 이름을 표기했다.

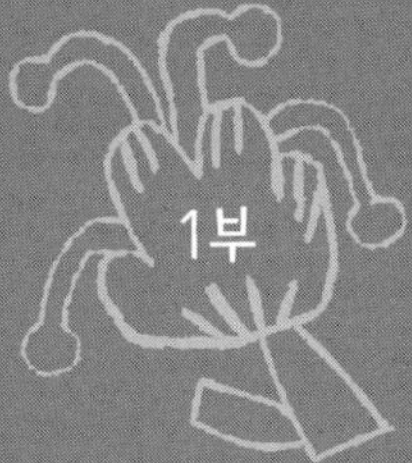

1부

환자의 생존 가이드

1

환자와 지원팀

병원에 입원한다는 것을 알면 그곳에서 잘 지낼 수 있도록 미리 준비할 수 있다. 장기적인 치료가 요구되는 만성 질환자라면 치료를 결정하기 위해 필요한 정보를 수집할 수 있는 시간이 충분히 있었을 것이다. 그리고 치유에 대한 책들을 읽어보고, 의사들과 상담하고, 지원팀을 꾸리기 위해 가족과 친구들에게 도움을 요청하는 등 입원을 위한 만반의 준비를 마쳤을 것이다. 그러나 갑작스런 부상이나 응급 상황으로 입원했다면 아마도 입원 준비는커녕 무엇을 준비해야 하고 어떻게 해야 하는지조차 생각해 보지 않았을 것이다.

입원에 대한 사전 준비를 충분히 했든 못했든 질적인 치료와 간호를 받기 위해 당신이 거의 즉각적으로 할 수 있는 일이 하나 있다. 그것은 바로 '주체적이 되는be empowered' 것이다. 치유하고 싶다면 병원에 입원하거나 그 외 의료 시설에서 요양하는 동안 자기가 처해 있는 상황의 주인이 되어야 한다. 우리는 누구나 삶에서 어려움에 직면하지만 주체적인 사람들은 자신이 어떻게 대응할지 선택할 수 있다는 것을 안다. 이들은 병에 걸리면 자신의 치료와 간호를 주도적으로 선택하고 결정한다. 그들은 자신이 통제권을 쥐고 있는 한 질병이 그들의 삶을 휘두를 수 없다는 것을 안다. 그들은 책임을 진다. 이것이 치유의 첫걸음이다. 이와 같은 자세는 병의 완치로 이어질 수 있다. 태도에 변화가 생기면 몸에서도 변화가 시작되기 때문이다.

주체적이 되면 소리 내어 움직이며 말하고 감정을 표현한다. 다시 말해 속으로 참으며 침묵하는 착한 사람이 되려고 애쓰지 않는다. 병마와 싸울 때는 화를 속으로 삭이며 주변 사람들의 비위를 맞추려고 노력할 여유가 없다. 게다가 그와 같은 행동은 자기 자신을 더욱더 병들게 만들 뿐이다. 치유하려면 소리 내어 말하고 주장해야 한다. 필요한 것을 요구하고 분명하게 자신의 생각과 감정을 표현해야 한다. 병을 회복하는 것이 당신의 목적이라면 끊임없이 질문해야 하며, 의료인의 눈치를 살피면서 성가시게 만드는 것을 걱정해서는 안 된다. 남들이 어떻게 생각하는가는 중요하지 않다. 중요한 것은 당신이 필요한 정보를 얻고 불안함과 두려운 마음을 가라앉혀 가급적 빨리 자신을 치유의 궤도에 올려놓는 것이다.

안타깝게도 병들기 전에는 많은 사람들이 자신의 삶에서 중대한 결정을 내리고 있는 당사자가 누구인지 진지하게 생각해 보지 않는다. 대부분은 중병에 걸려 위기 앞에 섰을 때 비로소 어떻게 살아갈 것인지, 매시간 중요한 선택을 하는 사람이 정말로 누구인지, 자신의 삶을 이끌어나가고 있는 실질적인 주도자가 누구인지 숙고하기 시작한다. 이러한 자기 성찰은 삶의 근본적인 변화를 일으키며 정체성의 회복을 돕는다. 그리하여 다시금 자기 삶의 주체가 된 사람들은 존재의 의미를 깨닫고, 더 늦기 전에 타의적으로 좌지우지되던 자신의 삶을 되찾는다. 그리고 그 같은 각성의 계기를 마련해 준 질병에 감사한다. 결국 모든 저주에는 축복이 깃들어 있는 법이다.

주체적이어야 할 때가 따로 정해져 있는 것은 아니지만, 간호사, 의사를 비롯한 의료 전문가들과 상담할 때 그리고 입원해서 의료 치료를 받고 있을 때의 주체적 자세는 당신의 치유에 엄청난 차이를 만들 수 있다. 대부분의 의사들은 (그들 혹은 그들의 가족이) 최근에 어떠한 질병으로든 입원해 본 경험이 없다면 환자가 어떤 고통 속에 있는지 잘 모른다. 환자의 생리적 문제를 파악하고 진단을 하는 데는 뛰어날지 모르지만, 그것이 치료를 위해 알아야 할 환자의 상태와 기본 욕구를 진단한다는 뜻은 아니다. 그러므로 약물 처방이나 수술을 받는 것 이상으로 당신의 치유에 필수적인 배경 요건들을 조금이나마 이해시키려면 현재 당신이 경험하고 있는 상황과 고통을 주체적인 자세에서 적극적으로 설명하고 표현해야 한다.

대부분의 의사들은 인체에 매료된다. 그러나 정작 그 몸을 갖고 있는 인간에게는 별로 관심이 없다. 따라서 당신은 그들이 매료된 그 육체에 '당신'이 딸려 있다는 사실을 알려야 한다. 그리고 모든 치료에 대한 결정은 그 몸의 주인인 '당신'이 한다는 점을 분명히 밝혀야 한다. 만일 치료를 결정하기 전에 어떤 의사를 선택해야 할지 잘 모르겠다면 간호사들에게 물어보는 것도 한 가지 방법이 될 수 있다. "만일 당신이 저라면 어떤 의사의 치료를 받겠습니까?" "함께 일하기 편한 전문의는 누군가요?" "간호사들의 말을 가장 잘 경청해 주는 의사는 누굽니까?"와 같이 툭 터놓고 물어보는 것이다. 간호사들은 대개 능력 있고 인간적인 의사가 누구인지 잘 알고 있으며, 당신도 마찬가지로 알아야 한다. 또한 간호사들과 어떻게 교류하는지를 지켜보면서 의사들에 대해 알 수도 있다. 간호사들이 함께 일하고 싶어 하며 존경하는 의사인가? 상대방의 의견을 존중하고 포용할 수 있는 아량을 갖고 있는가? 일반적으로 건설적인 비평을 너그럽게 수용하고 "미안합니다"라고 말할 줄 아는 의사라면 인간미와 실력을 겸비한 전문의로 보아도 무방하다.

환자는 치료의 온갖 측면에 대해 끊임없이 질문해야 한다. 만일 의사가 당신이 질문하는 이유를 물으면 "이것은 내 병이기 때문입니다. 그리고 의사 선생님이 말씀해 주신 치료를 받아야 할지 말지

제가 결정해야 하기 때문입니다"라고 말하라.

우리는 당신이 질적인 보살핌을 받으며 치유할 수 있도록 주체적이 되는 방법을 가르쳐주려고 한다. 아울러 당당하게 요구하며 자신의 목소리를 내 삶을 치유한 사람들과, 의사들이 예측한 것보다 훨씬 더 오래 산 환자들에 대해 이야기할 것이다. 그러나 그와 같은 이야기들을 많이 읽는다고 해서 당신이 치유되는 것은 아니라는 점을 기억하라. 치유란 단순히 정보의 습득으로 이루어지는 것이 아니다. 만일 치유에 대한 우리의 조언이 효과가 있다면, 그것은 당신의 간절한 바람과 배운 것을 '실행'으로 옮긴 당신의 투지 때문일 것이다.

| 주체적인 환자는 무엇을 하는가? |

주체적인 환자는 어떤 말을 하고 무엇을 해야 하는가? 다음은 입원을 경험했던 어느 의사의 투병기와 '앤 랜더스Ann Landers'(미국의 칼럼니스트 앤 랜더스가 맡고 있는 신문의 인생 상담란—옮긴이)에 실린 환자의 투고 및 여러 힐링 자료에서 발췌한 사례들이다.

- 지원팀을 꾸리고 능동적인 일원이 되어라.
- 팀원 중 한 사람은 항상 곁에 있게 하라. 특히 진정제가 투여되거

나 무의식 상태 혹은 자기 자신을 보호할 수 없을 경우에는 반드시 누군가를 곁에 두어야 한다.

- 만일 청각, 시각 혹은 언어 장애가 있다면 모든 사람들이 그 사실을 알 수 있게 하라. 환자복에 명찰을 달아 표시할 수도 있다.
- 그 어떤 것도 막연히 추측하지 마라. 당신의 치료에 관련된 의료인들이 모두 당신의 진단, 증상, 병력을 알고 있는지 확인하라. 의사들 간에 당신의 진료 정보 교류가 원활하게 이뤄지고 있는지, 치료법과 치료 절차에 대한 의견이 서로 일치하는지 확인하라.
- 당신의 이름과 병명, 약물이나 음식에 대한 알레르기, 병실 호수 등을 적은 표지판과 사진을 침대 혹은 병실 문 앞에 테이프로 붙여라.
- 궁금한 것은 무엇이든 지체 없이 물어라. 어리석은 질문이란 없다. 그리고 당신은 대답을 들어야 할 권리가 있다.
- 확신이 들지 않는 치료에 대해서는 항상 세컨드 오피니언(2차 소견)을 요구하라. 치료법을 결정하기 전에 자기 자신에게 맞는 치료법인지 알아내기 위해 가능한 한 여러 의사를 만나보고 의견을 구하라.
- 병실을 자신의 안방처럼 꾸며라.
- 병실에 들어오는 사람들이 손을 씻게 하라.
- 재채기나 기침하는 환자와 같은 병실에 있다면 다른 방으로 옮겨달라고 하라.

- 병원 내 사람들과의 접촉이나 병실 환경으로부터의 감염에 신경 써라.
- 당신에게 적용되는 모든 의료 기구와 도구 들이 사용 전 철저히 소독되는지 확인하라.
- 복용중인 약물과 건강 보조제는 모두 의사에게 말하고, 새로 처방된 약이나 치료 사이의 상호 작용에 대해 물어라.(가령 그것들은 다른 약물과 병용할 때 출혈에 영향을 미치거나 부작용을 일으키는가?)
- 처방전의 약명, 복용량, 복용 시간에 대해 알아두라. 만일 약물이 어딘가 다르게 보이거나 예정된 시간에 배급되지 않으면 간호사에게 물어라.
- 약을 복용하는 이유와 부작용, 그리고 부작용의 증상들에 대해 알아두라.
- 만일 약물에 대한 부작용, 이상 반응 혹은 몸의 상태와 느낌에 새로운 변화가 감지되면 누군가에게 즉시 알려라.
- 수술을 받아야 할 경우 매직펜으로 해당 부위에 '여기 수술'이라고 쓰고, 그 반대편에 '건드리지 말 것'이라고 분명하게 표기하라.
- 당신이 받고 있는 치료나 수술이 비교적 자주 행해지는 병원을 선택하라.
- 본인의 혈액형을 알아두라.
- 병원에서 나오는 음식의 냄새나 맛이 이상하면 먹지 마라. 또 수술 전이나 정해진 식사 시간이 아닌 때 나오는 음식은 먹지 마라.

- 항상 검사 결과를 알려줄 것을 요청하고, 일반인이 알아듣기 쉬운 말로 설명하게 하라. 예를 들면 정상 수치나 범위가 얼마인지 그리고 그것과 비교할 때 자신의 결과는 어떻게 어느 정도 다른지 물어라.
- 퇴원할 때 후속적인 치료 계획에 대해 알아두라. 또한 집으로 돌아갔을 때 변화된 건강 상태나 약물 부작용, 다른 합병증의 징후가 관찰될 경우 필요한 의료 처치와 신속한 도움을 받을 수 있는 방법, 제한 식품이나 처방된 식이요법 등 지속적인 관리에 필요한 정보들을 충분히 입수하고 숙지하라.
- 누군가 실수하고 있는 것 같은 느낌이 들면 즉각 중단시키고 무슨 말이든 하라. 당신의 육감을 믿어라. 설령 당신이 틀렸더라도 여전히 목숨을 보존할 수 있을 것이다.

만일 이것들 중 어떤 것도 당신이 수행할 수 없을 것 같으면 가족이나 친구 등 팀원 중 한 사람에게 맡겨라. 그들이 나서서 주장하고 당신을 옹호하며 요구하고 행동하게 하라.

| 주체적인 자세를 갖기 위한 방법 |

주체적이 되면 자기가 옳다고 느끼는 것을 토대로 결정할 수 있다.

여기서 옳다고 '느낀다'는 말에 주목하라. '생각'이 아니다. 이것은 매우 중요한 문제이다. 병에 걸려 치료법을 결정할 때는 머리가 아닌 가슴의 지혜를 이용해야 하기 때문이다. 만일 몸의 느낌을 관찰하고 몸이 원하는 것에 주의를 기울이면, 어떻게 하는 것이 정말로 자신을 위한 일인지 알게 될 것이다. 그렇지 않고 머릿속 계산에 따라 움직인다면 필요 이상의 고통을 가중시키게 될 뿐 아니라 치유의 길은 더욱더 멀고 요원해진다.

통증에 주의를 기울여라. 그것이 육체적이든 정신적인 것이든 통증은 자신의 몸을 이해하고 몸이 원하는 것을 알아내는 데 도움이 될 수 있다. 통증을 이해하기 위해 당신의 느낌을 배고픔 혹은 욕구라고 생각해 보라. 배고픔이 음식이 필요하다는 신호인 것처럼, 통증은 당신에게 무엇인가 필요하다는 신호이다.

통증이 당신에게 무엇을 말해주고 있는지 이해하려면 다른 누군가에게 통증에 대한 느낌을 어떻게 묘사할지 생각해 보라. 당신이 사용하는 은유적 용어들은 통증의 원인을 찾는 데 중요한 단서가 될 수 있다.

버 니 —

극심한 편두통을 앓고 있는 여성이 병원에 찾아왔다. 그녀는 자신의 통증을 누름돌에 비유하며 묵직한 돌덩이에 짓눌리는 것처럼 아프다고 말했다. 통증에 대한 표현치고는 다소 특이하다는 생각이 들었다. 그러나 그녀의 두통은 입원이 불가피할 만큼 심각했다. 나와 면담하는 동안 그녀는 그 누름돌이 다름 아닌 자신의 결혼이라는 사실을 깨달았다. 그녀가 스스로 원인을 발견하고 나서 약 15분쯤 지났을 때 두통이 사라졌고 더 이상 입원해 있을 필요가 없어졌다. 허리 통증으로 입원했던 한 여성 환자는 허리가 찌르는 듯이 아프다고 표현했다. 반면 똑같은 허리 통증으로 입원한 남성 환자는 마치 불에 덴 것처럼 화끈거린다고 묘사했다. 여성 환자의 경우 자신이 생각하기에 누가 등 뒤에서 자기를 배신하고 있는지 알아내야 했고, 남성 환자는 그를 불태워버릴 만큼 화나게 만드는 것이 무엇인지 살펴봐야 했다.

사람들이 "기분이 어떠세요?"라고 물으면 솔직하게 대답하라. 우울하면 우울하다고 말하라. 다른 사람들을 위해 자신의 감정을 숨기지 마라. 우울한 감정을 숨기면 가뜩이나 부족한 에너지를 더욱 더 소모하게 된다. 우울해하는 자신을 부정하거나 책망하며 수치스럽게 여기지 마라. 그것은 오히려 악순환을 초래하고 면역력을 약화시킨다. 당신은 배고플 때 배고픔을 느낀다고 자책하거나 화내는 대신 음식을 찾을 것이다. 마찬가지로 우울할 때 우울한 느낌에 주의를 기울이고 자신의 삶에 어떤 영양분이 필요한지, 그 영양분을 공급하기 위해 무엇을 할지 생각해 보라. 우울감을 자명종과 같은 경고 신호로 이용할 수 있다면 그것은 선물이자 축복이 될 수 있다. 어떤 상황에서든 당신에게 선택권이 있다는 사실을 잊지 마라.

행복하고 유용한 우울감이 되게 하려면 이렇게 자문해 보라. "나는 왜 우울한가? 이것을 통해 나는 무엇을 배울 수 있는가? 내 삶의 무엇을 변화시켜야 하는가?"

일기 쓰기는 당신의 치유 여정을 안내하는 길잡이가 될 수 있다. 약속 시간이나 스케줄에 대한 메모보다는 당신이 느끼는 감정들을 써보라. 그러면 생각을 정리할 수 있고, 무엇보다도 해로운 감정의 독소들을 몸 안에 저장해 둘 필요가 없어지기 때문에 치유 효과를 얻을 수 있다. 바쁠 때는 하루중 느꼈던 감정들을 한두 단어 적어두었다가 나중에 시간 날 때 구체적으로 풀어 쓸 수 있다. 아울러 날마다 자기만의 영적 시간을 가져라. 우리는 그것을 '무균실' 시간이라 부른다. 삶의 잡동사니들이 깨끗이 치워진 고요하고 텅 빈 공간에서 아무런 방해 없이 자신이 원하는 창의적 활동을 하거나 휴식 또는 단순히 치유에 집중하는 시간을 가져라.

일기를 쓸 때 즐겁고 행복했던 느낌들을 기록하는 것도 잊지 마라.

버니 — 일기를 갓 쓰기 시작했을 무렵 나는 늘 괴롭고 침체된 감정들만 기록했다. 그러던 어느 날 지난 일기들을 들춰보며 내게는 온통 우울한 일들만 일어나는 것 같다는 생각이 들었다. 이 사실을 아내에게 털어놓자 아내는 정색을 하며, 내가 저녁 식탁에서 가족들에게 들려준 재미난 해프닝들, 또 그로 인해 온 가족이 폭소를 터뜨리곤 했던 순간들을 상기시켜 주었다. 아내의 말이 옳았다. 다만 나는 아내가 지적해 주기 전까지는 단 한 번도 즐겁고 유쾌했던 순간들을 의식하거나 일기에 써본 적이 없었던 것이다.

혼자만의 조용한 공간에서 영적 시간을 갖게 되면 자신이 진정으로 원하는 것과 원하지 않는 것들이 무엇인지 알아내는 데 도움이 된다. 따라서 무엇을 언제 어떻게 수락하고 거절할지에 대한 확신과 주관도 분명해질 수 있다. 수락과 거절의 말을 분명히 할 수 있을 때 당신은 주체적이 된다. 당신이 진정으로 원하는 것을 자기 자신에게 인정해 줄 때 당신은 자신의 몸에 생명의 메시지를 전달하게 된다. 이것은 매우 중요하다. 우리의 마음은 어떻게 사용되느냐에 따라 강력한 생존 도구이거나 파괴자가 될 수 있기 때문이다. 당신의 몸은 삶에 대한 당신의 욕구가 진실인지 아닌지, 얼마만큼 절실한지 알고 거기에 맞춰서 반응한다.

이미 알고 있겠지만, 주체적인 자세를 취할지 말지 그 선택은 자기 자신을 얼마나 사랑하고 소중히 여기는가에 달려 있다. 그러한 자기 사랑은 부모와 선생님, 종교로부터 무엇을 배웠는가에 따라 달라진다. 사랑이 없는 부모, 실패자처럼 느끼게 만드는 선생님, 처벌의 교리를 가르치는 종교 아래 성장한 사람들은 중년기에 접어들어 중병에 걸릴 확률이 거의 백퍼센트다. 왜? 그런 사람들은 대부분 자기 파괴적이며, 술과 약물에 대한 의존 성향이 높고, 감각적 쾌락을 추구하는 반면, 자기를 돌보는 일에는 관심이 없기 때문이다. 그러나 어느 누구도 자멸적인 삶을 평생 지속할 필요는 없다. 당신 자신을 죽이는 대신 당신을 죽이고 있는 그것을 죽여라. 목표는 다른 사람들이 부과한 삶을 버리고 '자기 자신의 삶'을 구하는 것이다. 내면에 쌓아둔 것들을 밖으로 꺼내 버리면 진정한 자기 자신이 살아나게 된다. 그렇지 않으면 그것들이 종내는 당신을 파괴하게 될 것이다.

치유에 있어서 한 가지 더 중요한 요소는 관계이다. 사람이나 초월적 존재와의 관계는 생명을 구할 수 있다. 똑같은 암에 걸린 환자라도 여성의 생존율이 남성에 비해 높고, 결혼한 남성이 독신 남성보다 더 오래 산다. 실제로 흡연으로 인한 폐암의 발병률은 똑같은 흡연양이라도 독신 남성이 결혼한 남성에 비해 훨씬 높다. 결혼한 남성을 보호해 주는 것은 여성과의 잠자리가 아니다. 그 차이는 순전히 관계 그 자체에서 기인한다. 인간은 의미를 필요로 하는 존재이다. 관계는 삶에 의미를 부여한다. 건강하려면 사랑해야 하고 누군가 혹은 무엇인가와 관계를 맺어야 한다. 많은 연구 결과를 보면 화초, 애완동물, 그 밖의 생명체를 돌보는 사람이 그렇지 않은 사람에 비해 훨씬 더 오래 산다. 우리가 알고 있는 한 여성 암 환자는 살아있는 이유를 이렇게 말한다. "난 죽을 수 없어요. 내가 죽으면 우리 집에 있는 고양이 스무 마리를 돌봐줄 사람이 없어요."

인체의 화학 작용은 위에 언급한 모든 것들에 의해 바뀐다. 이것은 병리학이 아니라 과학적·생리학적인 사실이다.

| 치유는 팀 경기다 |

치유는 당신으로부터 시작되어야 하지만 그렇다고 해서 혼자 해야 한다는 뜻은 아니다. 당신은 팀이 필요하다. 치유하려면 의사, 간호사, 친척, 친구, 사랑하는 사람들 그리고 심적·물리적 혹은 기술적 도움을 줄 수 있는 지원자들이 있어야 한다. 건강을 회복하려면 이들 모두의 협력이 필요하다. 우리(버니와 요사프)는 승자가 되기 위해 필요한 것이 무엇인지 잘 알고 있으므로 당신의 코치가 되어줄 수 있다. 그러나 팀의 주장은 '당신'이 맡아야 한다. 그래서 경기 종목을 선택하고, 팀원들의 자리를 배치하며, 모두가 최선을 다해 경기에 임하도록 독려해야 한다.

경기라는 비유가 마음에 들지 않는다면 관현악단에 견주어보자. 당신은 다양한 종류의 악기들이 필요할 것이다. 그중에는 물리적인 힘을 가한 우렁찬 소리로 모든 사람들의 관심을 집중시키는 악기도 있고, 부드러운 터치로 감미로운 선율과 평화로움을 자아내는 악기도 있을 것이다. 당신은 악단장으로서 단원들을 뽑고 그들이 연주할 악기를 선정해야 한다. 그런 다음 음악을 선택하고 악단을 총지휘해 당신에게 편안함을 주는 하모니와 리듬을 만들어내야 한다.

당신의 지원군을 경기 팀으로 보든 관현악단으로 보든 중요한 것은 치유에 관한 한 어느 한 사람이 모든 일을 도맡아할 수는 없다는 사실이다. 당신은 치유에 필요한 지식과 기술을 제공할 수 있는 전문가들이 필요하다. 팀원들은 누구나 당신의 요청을 거절할 권리가 있다는 사실을 기억하라. 처음부터 팀원들에게 우리는 모두 똑같은 생존 법칙의 지배를 받는다는 사실을 설명하라. 팀원들 가운데 현재 병든 사람은 당신 혼자일지 몰라도 누가 먼저 죽을지는 아무도 모른다. 따라서 당신은 질병을 빌미로 어느 누구도 기만하거나 이용하려 해서는 안 된다.

팀원들은 누구나 자기가 내키지 않는 일을 거절할 수 있어야 한다. 당신은 죄책감이나 동정심 때문에 당신을 돌봐주려는 사람을 원하지는 않을 것이다. 사랑이 없는 보살핌은 억울한 마음을 일으키고 심지어 병을 유발할 수도 있다. 순전한 사랑의 마음에서 우러나온 보살핌만이 양쪽 모두에게 이롭다.

팀원들은 당신의 요청을 거절할 수 있을 뿐만 아니라 중도에 떠날 권리도 있다. 우리는 모두 제한된 시간을 살며, 각자 해야 할 일들이 있고, 자기 몫의 삶이 있다. 만일 누군가 팀을 떠나겠다고 하면 흔쾌히 보내주라. 당신의 팀은 어쨌거나 릴레이 팀이며, 떠나는 사람은 다음 주자에게 바통을 넘겨줄 수 있다. 빈자리를 메우기 위해 새로운 팀원이 필요할지 모르지만, 반드시 당신이 알고 있는 사람 중에서 찾을 필요는 없다. 떠나는 사람이나 팀원 중 누군가가 다른 사람을 데려올 수도 있다.

원하는 것이 있으면, 불평하거나 푸념하지 말고 단도직입적으로 솔직하게 요구하라. 당신이 무엇을 원하는지, 그게 언제 필요한지 팀원들이 알 수 있도록 리스트를 만들어주어라. 방문자를 언제 만나고 싶은지와 같은 간단한 사안은 구체적으로 명시하라. 매일 아무 때든 상관이 없는지 혹은 주말에 한꺼번에 몰아서 만나고 싶은지 팀원들에게 알려라. 견디기 힘든 검사나 치료를 받는 동안 누군가 곁에서 손을 잡아주기 원한다면 망설이지 말고 부탁하라. 그리고 당신이 손을 꽉 쥐어 아프게 할 수도 있으니 반지를 빼두면 좋겠다고 말해두라.

당신과 팀원들은 서로의 의견을 경청할 필요가 있다. 만일 아무도 들으려는 사람이 없으면 욕구를 전달할 수 없다. 사람들은 보통 누군가 문제점이나 고민을 이야기하면 반드시 그것을 해결해주어야 한다는 의무감을 갖고 서둘러 충고하려는 경향이 있다. 그러나 이것이 오히려 문제의 해결을 어렵게 만들 수 있다. 따라서 당신은 "불만을 해결해 달라는 것이 아니다. 치료에 대한 계획과 혼란한 생각들을 정리하고 싶은 것이니 그냥 이야기를 들어달라"고 말해둘 수 있다. 때로는 팀원들이 당신보다 더 나은 관점을 갖고 있을지 모른다. 누군가는 당신의 치료 계획을 듣고 나서 재진단이나 2차 소견을 권유할지 모른다. 물론 최종적인 결정은 당신의 몫이지만, 결정을 내리기 전에 팀원들의 의견을 충분히 들어볼 필요가 있다.

팀의 주장으로서 당신은 경기의 시작을 알리고, 팀원들은 설령 당신의 결정이 마음에 들지 않더라도 적극적으로 당신을 지지하고 대변해야 한다. 그들은 당신의 결정에 이견을 제시할 수 있는가? 그렇다. 다른 견해들을 들어봄으로써 당신이 훨씬 더 선명한 시각을 가질 수 있기 때문이다. 치유에 대한 당신의 간절한 마음을 알리고 혹시 당신이 실수할 경우 기탄없이 지적해 달라고 말하라. 어느 누구도 모든 것을 완벽하게 알 수는 없으며 또한 그런 척해서도 안 된다. 사람들은 저마다 의견이 다를 수 있다. 그러나 서로의 생각이 다르다고 해서 당신은 물론 가족이나 의료진이 나쁜 사람이라는 뜻은 아니다. 만일 사람들이 당신을 제대로 돌보지 못한다면, 그것은 그들이 사악해서가 아니라 보살피는 방법을 몰라서이거나 상황에 대한 그들 자신의 두려움 때문이다.

치료와 간호를 잘 받기 위해 당신은 항상 주체적인 자세로 분명하고 확고하게 자신의 의사를 표현해야 한다. 이는 당신을 돌보는 가족과 팀원들에게도 마찬가지다. 그들에게 당신이 원하는 것은 물론 '그들'이 원하는 것도 말하게 하라. 단호하게 주장할 때 규칙과 규율이 어떻게 바뀔 수 있는지 알면 놀랄 것이다. 주장하라. "아니오, 녹음기 없이는 수술실에 들어가지 않겠습니다." "중환자실이라도 내 아내가 곁에 머물러 있게 해주십시오." 혹은 "내 강아지를 병원 복도에서라도 만나봐야겠습니다." 제안받은 치료법이나 의료진의 치료 방식과 태도에 이의를 제기해 보라. 그런 다음 어떤 일이 생기는지 지켜보라.

버니 지원팀 꾸리기와 관련해 여성들, 특히 남성 환자를 가족으로 둔 여성 간병인들에게 당부하고 싶은 말이 하나 있다. 지나치게 자신을 혹사하지 마라. 혼자만의 휴식이 필요할 때는 어떤 부탁이든 거절하라. 남자는 여성과 달리 감정적인 문제들을 잘 다루지 못한다는 사실을 알아두라. 위기에 처했을 때 아내나 애인을 버리는 남자들이 많은 이유도 그 때문인지 모른다. 힘든 일이 있을 때 여성들이 여럿이 이야기를 나누며 감정을 공유하는 것과 달리, 남자들은 속마음을 털어놓으며 함께하는 일을 잘 하지 못한다. 그보다는 정면 대결이나 도피를 선택하는 경우가 많다. 맞서서 해결할 수 없다면 도망치는 것이 남자들에게는 더 편하게 느껴진다. 그러므로 남자들의 이러한 특성을 알고 마음의 준비를 해두라. 문제는 당신이 아니라 남자들의 불편한 심리적 특성이다.

철저히 주체적인 자세를 가진 환자와 지원팀이 되려면 남녀의 관습적인 행동 양식에 구애받아서는 안 된다. 치유하고 싶다면 남자나 여자의 성적 경계를 초월해 온전한 인간이 되어야 한다. 다행히 요즘은 과거에 비하면 행동 방식에 대한 남녀 간의 경계가 많이 허물어졌다. 이제 사람들은 두렵다고 말하거나 소리 내 우는 남자를 더 이상 조롱하지 않는다. 또한 치료나 간호에 불만이 있는 여성 환자가 '서부의 사나이' 존 웨인이 겁낼 만큼 무섭게 호통을 쳐도 더 이상 이상한 시선으로 바라보지 않는다. 자유로운 감정 표현과 행동 방식에 훨씬 더 열리면서 사람들은 이제 성별보다는 상황에 따른 표현 양식을 중시하고 주체적인 자아 표현을 당연시한다.

요사프 삶과 죽음이라는 명제 앞에 남자와 여자를 구분하고 성적 역할을 운운하는 것은 참으로 부질없는 일일 것이다. 나는 아버지가 암에 걸려 두 번이나 생사의 기로에 섰을 때 성별의 경계가 무색한 숭고하고 자유로운 한 인간을 목격했다. 아버지는 평생을 전형적인 남성상의 상징처럼 살아왔었다. 첫 번째 위기 때 아버지는 확고하고 강인한 투지로 삶을 선택하고, 두 팀으로 나뉜 수술팀 아래 열여섯 시간이 넘는 가혹한 수술을 감내했다. 그리고 길고 고통스런 회복 과정과 재활 기간을 꿋꿋하게 이겨냈다. 그러나 암이 재발하여 두 번째 위기에 섰을 때 아버지는 더 이상 치료가 불가능하다는 의사의 판정을 용감하게 받아들이고 굴복했다. 자신의 죽음을 수용한 아버지는 세상을 떠나기 전 마지막 석 달 동안 소중한 사람들과 작별 인사를 나누며 그동안의 삶과 인연을 정리했다.

치료법을 선택하려면 어떤 치료나 요법이 가능한지 알아야 한다. 이 책을 통해 당신은 치유에 관해 배울 수 있다. 그러나 자신의 질병과 치료법에 대한 구체적인 정보는 따로 알아봐야 한다. 요즘은 인터넷이나 서점에서 필요한 정보들을 얼마든지 얻어낼 수 있다. 또한 같은 질환을 앓고 있는 사람들과 이야기를 나누면 자신의 질병에 대해 더 많은 것을 알아낼 수 있을 것이다.

요사프
—

절친했던 내 친구 스티브가 전립선암 진단을 받았을 때였다. 그는 암 선고를 받은 그날, 집으로 돌아오자마자 컴퓨터 좌판을 두드리며 가능한 치료법을 모두 검색했다. 항상 적극적이고 추진력이 강했던 그는 인터넷을 통해 자신이 원하는 모든 정보를 입수했다. 그 후 스티브는 성공적으로 치료를 마치고 암에서 해방되었다. 미처 안정을 찾기도 전에 잇따른 고관절 수술이 있었지만 그 또한 강인하게 이겨내고 지금은 모든 고통에서 벗어나 건강한 삶을 누리고 있다. 지난 경험을 회고하며 훗날 그가 내게 말했다. "내 인생에 딱 한 가지 후회되는 일이 있다면 그것은 아내와 함께 주방을 개조할 때, 내 식으로 밀어붙이지 못했다는 것일세."

만일 당신이 직접 정보를 찾아낼 수 없으면 팀원 중 누군가에게 맡겨라. 때로는 그게 더 나을 수도 있다. 인터넷에서 정보를 검색하다 보면 피해자처럼 하소연으로 일관하며 오히려 희망을 꺾는 사람들을 만나게 될 수도 있기 때문이다. 혹은 절박한 심정을 돈벌이에 악용하려는 사람들의 유혹에 솔깃해질 우려도 있다. 인터넷상에는 자신의 병을 책임 회피나 동정심을 유발하기 위한 수단으로 이용하는 사람들도 적지 않다. 당신은 회피가 아닌, 책임감을 갖고 삶을 위한 중대한 결정을 내려야 한다.

당신의 팀원들이 전화로 문의하거나 발품을 팔아 정보를 알아보게 하라. 때로 당신은 의료진에게 부탁해서 치료의 부작용에 대한 측면은 당신이 아닌 팀원들에게 말해주라고 할 수 있다. 만일 당신이 부작용에 대해 모르고 있으면 암시적 효과로 인해 실제로 부작용이 생기지 않을 수도 있다. 팀원들이 부작용에 신경 쓰는 동안 당신은 치료의 긍정적인 효과에만 집중할 수 있다.

어떤 치료를 받아야 할지 선택해야 할 때는 자신의 직관을 주시하라. 마찬가지로 팀원들에게도 그들의 육감을 말해달라고 하라. 치유는 꼭 아픈 사람 쪽에서만 일어나는 것은 아니다. 따라서 비록 투병중이라도 주변 사람 중 누군가가 힘들어하고 있다면 따뜻한 포옹이나 위로의 말을 건네줄 수 있다. 차후에 마음의 여유가 생기면 팀원들을 위해 깜짝 파티를 열어 그들의 지원에 고마움을 표현할 수도 있다.

사랑과 웃음만큼 강력한 치료제는 없다. 팀원들에게 당신의 회복을 위해 유머가 얼마나 중요한지 알려주고, 코믹한 문병 카드를 만들어달라고 하라. 이는 당신이 그들에게 주는 선물이기도 하다. 그들은 당신에게 어울리는 카드를 고르면서 잠시나마 함께 웃는 시간을 갖게 될 것이다. 때로 우리는 어릿광대처럼 함께 웃거나 울고 서로를 보듬으며 느낌에 충실하게 살아야 한다.

만일 당신과 팀원들이 여기에 제시된 원칙과 조언을 따른다면 반드시 주체적인 자세를 확립하고 승리하는 팀이 될 것이다. 영원히 살 수 있는 것은 아니지만 충만한 삶을 살아가는 승자가 될 것이다. 다음 장에서 우리는 치유와 온전함wholeness에 대해 논의하고 치료curing와 치유healing의 차이점을 설명할 것이다. 이 책을 읽는 동안 그리고 투병하는 동안 많은 사람들이 믿음과 소망, 사랑으로부터 힘을 얻는다는 사실을 잊지 마라. 그중 가장 중요한 것은 사랑이다.

2

치유와 치유의 발생

버니 — 제법 봄기운이 완연한 어느 해, 그동안 아름다운 세상을 만들어온 존 플로리오는 은퇴를 계획하고 있었다. 그는 수많은 튤립과 화초, 나무 들을 심고 가꾸며 평생 동안 상업 조경사로 열심히 일해왔다. 아담한 나무와 화려한 꽃들로 건물의 주변을 에워싸는 그의 빼어난 조경 솜씨는 지나가는 행인들의 발길을 멈추게 할 만큼 훌륭했다. 그러나 은퇴를 계획한 그해 존은 위장이 타 들어가는 듯한 통증을 느꼈다. 처음에는 대수롭지 않게 여기고 위산 억제제를 복용했다. 하지만 통증이 가시지 않아 의사를 만나보기로 했다.

의사는 다가올 은퇴에 대한 스트레스와 우울증 때문에 생긴 신경성 위궤양일 것이라 진단하고, 여러 장의 위장 엑스레이를 찍게 한 뒤 강도가 높은 약을 처방해 주었다. 하지만 존의 통증은 갈수록 심해질 뿐 전혀 차도가 없었다. 다시 병원을 찾은 존은 더 많은 검사를 통해 궤양이 확대되었다는 사실을 알게 되었고, 조직 검사 결과 위암 판정을 받았다.

존이 내게 찾아온 것은 그 무렵이었다. 상태가 심각해 보였기 때문에 내가 존에게 말했다. "저는 곧 일주일 휴가입니다만, 아무래도 당신 수술을 지체하면 안 될 것 같군요. 우선 입원부터 하십시다." 그러자 존이 말했다. "의사 양반, 뭔가 잊으신 것 같구려." "뭘 말인가요?" "이제 막 봄이 시작되었잖소. 늦기 전에 돌아가서 꽃들을 심어야 해요. 일을 마치면 수술 받으러 오리다."

그래서 나는 예정대로 휴가를 떠났다. 휴가에서 돌아온 뒤 몇 주가 더 지났을 때 존이 찾아와 수술받을 준비가 되었다고 말했다. 그가 입원을 했고 나는 수술을 집도했다. 수술중 나는 완전히 제거할 수 없는 커다란 악성 종양을 발견했다. 다음날 아침 나는 존의 병실로 찾아가 침대 옆에 앉아서 그에게 수술 결과를 설명했다. "존, 암덩이를 완전히 제거하지는 못했어요. 치료를 더 받으셔야 합니다. 어쩌면 화학 요법과 방사선 치료를 병행해야 할 것 같아요." 그러자 존이 말했다. "의사 양반, 뭔가 잊으신 것 같구려." "무엇을 말인가요?" "아직 봄이 한창이오. 치료받을 시간이 없소. 돌아가서 세상을 가꿔야 해요. 그래야 내가 죽더라도 근사한 것들이 남아 있지 않겠소?"

나는 그를 만류할 수 없었고, 그의 가족들도 마찬가지였다. 존은 결국 퇴원해서 집으로 돌아갔다. 그러나 그는 예정된 치료일에 나타나지 않았다. 그리고 4년이 흘렀다. 어느 날 아침 출근하여 진료실에 들어서서 보니 대기중인 환자 차트에 존 플로리오라는 이름이 눈에 띄었다. 의아해서 간호사를 돌아보며 물었다. "앤, 차트를 잘못 내놓은 것 같아. 이 사람은 죽었어. 아마도 이름이 똑같은 환자인가 보군. 확인하고 다시 갖다줄래요?"

그러자 간호사가 어깨를 으쓱해 보이며 "문 열어보시면 알 거예요"라고 말했다. 내가 진찰실 문을 열자 거기 존이 앉아 기다리고 있었다. "안녕하시오, 의사 양반! 정원에서 돌덩이를 들어 올리다가 탈장이 됐소." 존이 인사했다. 그가 입원을 원하지 않아 할 수 없이 나는 외래 환자로 그의 탈장을 치료해야 했다. 놀라운 사실은 암이 흔적도 없이 사라진 것이었다.

그 후 수년간 나는 일하다가 다친 존의 크고 작은 부상과 통증들을 치료했다. 시간이 지나면서 자연스럽게 우리는 친구가 되었고, 때로는 진료실 밖에서 만나 담소를 나누기도 했다. 존은 내게 스승과 같았다. 그는 내게 색깔들의 아름다움과 길가의 작은 풀 한 포기, 꽃 한 송이에서도 생명의 신비를 느낄 수 있는 눈을 뜨게 해주었다. 그와 함께 있으면 마치 나는 지구라는 행성을 처음으로 구경 나온 외계인 같았다. 지금도 나는 조깅을 하거나 자전거를 탈 때면 길가의 꽃들을 집으로 가져와 뜨락에 심곤 한다. 철마다 집 주위를 에워싸는 색색의 화려한 꽃들을 바라보노라면 아름다움에 눈을 뜨게 해준 그가 생각난다.

존은 90세가 조금 넘었을 때 아내가 병석에 눕게 되자 아내와 함께 요양원에 들어갔다. 그러나 마지막 날까지 정원 일을 쉬지 않고 세상을 아름답게 가꿨다. 존은 94세까지 암의 흔적이나 재발 없이 건강하게 살았다. 죽기 몇 해 전 그는 자서전에 "나는 정원에서 일하다 죽기를 바란다"고 썼다. 실제로 그랬다. 이 '세상'이 모두 그의 정원이었으니까.

| 치유란 무엇인가? |

치유healing는 삶과, 또 사랑과 관련이 있다. 치유는 온전함wholeness 혹은 신성함holiness을 경험하는 일이며, 삶과 창조주와 하나가 되어 존재하는 것이다. 그 반면 치료curing는 육체와 관계가 있다. '치료된다'는 의미는 질병을 극복하고 당분간 죽음을 연기한다는 뜻이다.

그러나 모든 질병이 치료될 수 있는 것은 아니며, 궁극적으로 죽음을 피할 수 있는 사람은 아무도 없다. 설령 그렇더라도 살 수 있는 기회를 놓치지 않을 수는 있다. 우리는 항상 좀 더 충만하게 살며 사랑할 수 있기 때문에 언제든 삶을 치유할 수 있다. 때로는 삶의 치유가 육체의 병을 치료하기도 한다. 우리가 치료했던 고령의

90세 할머니는 "너무 바빠 죽을 시간이 없다"고 말할 정도로 삶에 대한 열정과 의욕이 넘치는 사람이었다. 삶의 의지는 생명력의 원천이다.

어떤 종교에서는 우리가 태어나는 순간 온전함이 깨어지고 구족具足된 지혜를 망각하기 시작한다고 말한다. 그러한 맥락에서 본다면 우리의 삶은 태어날 때 깨어진 그 온전함을 회복해 나아가는 과정이며, 본래 갖고 있던 지혜와 건강 그리고 안녕을 되찾아 조화와 균형을 완성하는 일련의 여정일지 모른다. 온전함이 균형을 잃게 되면 육체의 건강이 흔들리기 시작한다. 이때 우리는 존재의 의미를 회복할 수 있는 방법을 찾아야 한다. 그리고 그 의미의 방향으로 나아갈 때 우리는 치유된다.

이미 알고 있겠지만 히브리 어의 '샬롬shalom'은 보통 '평화' 혹은 '안녕'이라는 말로 번역된다. 그러나 또한 '온전함'이라는 뜻도 있다. 히브리 어로 '안녕하십니까?'라는 물음은 '샬롬'이란 말에서 유래되었다. 따라서 화자가 의식하지 못할 수 있지만 사실상 그것은 '당신의 온전함은 어떻습니까?'라고 묻는 말이다.

때로 치유는 병의 완치나 완전한 건강의 회복으로 이어진다. 그러나 치유는 단순한 목적지가 아니라는 사실을 유념해야 한다. 치유는 조화와 균형을 향해 나아가는 여정이다. 치료될 수 없는 육체적 장애를 갖고 있지만 온전한 사람들이 많다. 헬렌 켈러Helen Keller는 그중 한 사람이라 할 수 있다.

버니

치유하려면 혹은 온전해지려면 마음의 평화가 무엇보다 중요하다. 그러나 그것이 현대 사회에서 말처럼 쉬운 일은 아니다. 다음 생이 있다면 나는 전기가 닿지 않는 오지의 원주민 마을에 살고 싶다. 그곳에서는 컴퓨터나 전화기, 가전 제품, 자가용이 필요하지 않을 것이다. 나무해서 군불 때고 아침이면 마을의 젊은 사내들과 끼니를 구하러 사냥을 나가고, 집으로 돌아오면 한가롭게 아이들과 뒹굴며 놀아줄 것이다. 오후가 되면 낮잠을 자거나 마을 노인들과 담소를 즐기고, 어둠이 깔리면 가족들과 화롯가에 둘러앉아 저녁을 먹으며 이야기를 나누다가 잠자리에 들 것이다. 내게는 신용카드나 매월 청구되는 고지서, 업무 스케줄도 필요하지 않을 것이다. 아무것도 행함이 없이 나는 모든 것을 얻을 것이다.

우리가 살아가는 세상은 지나치게 복잡하고 각박하다. 대부분의 사람들이 칼 융이 말한 대로 '신경을 갉아먹는 불안gnawing unrest' 속에 살아간다. 사실 불안감이 반드시 나쁜 것만은 아니다. 통증처럼 불안감은 우리를 보호하기 위한 경고 장치로서, 지나치게 바쁜 우리의 삶에 실제로 중요한 무엇인가가 결여되었거나 잘못되었다는 신호이다.

내면의 평화를 얻으려면 불안의 원인이 무엇인지 찾아내야 한다. 스스로에게 물어보라. "나는 왜 불안한가? 무엇이 나를 불안하게 만드는가? 내 삶에서 무엇을 변화시켜야 하는가?" 그런 다음 가장 중요한 질문은 이제부터 어떻게 할 것인지 자문해 보는 일이다. 계속해서 바쁜 일과와 유쾌하지 않은 일상을 허락하며 불안하게 살아갈 것인지, 반복되는 후회와 죄책감, 수치심, 원망, 분노, 억울함 등 고통스런 감정들과 싸우며 살아갈 것인지, 아니면 그와 같은 감정들이 만들어내는 에너지를 긍정적으로 전환시킬 것인지 결정해야 한다. 가슴 아픈 상처와 고통스런 감정들을 이해와 용서, 사랑으로 승화시킨다는 것이 쉽지는 않다. 그러나 결코 불가능한 일은 아니다.

우리는 누구나 자가 치유의 능력을 갖고 있다. 어느 누구도 바꿀 수 없는 과거에 얽매어 지난 일을 한탄하고 상처를 곱씹으며 피해자처럼 살아갈 필요는 없다. 분함과 억울함, 원통함 같은 감정의 느낌들을 떠올려보고 그것들이 육체와 건강에 어떤 영향을 미칠 수 있을지 상상해 보라. 이번에는 일상에서 사소한 일들로 화가 났던 순간을 떠올려보라. 당신은 몸 안에서 각기 다른 강도의 변화를 감지할 수 있었을 것이다. 그처럼 감정은 크고 작은 에너지를 만들어내며 그 에너지가 바로 당신을 행동하게 만드는 힘이다. 당신은 화가 날 때, 그것이 어떤 연유로 발생한 것이든, 그 분노의 에너지를 자신과 상대방을 위한 이해와 용서, 사랑의 힘으로 전환시킬 수 있다. 자유롭고 싶다면 그리고 건강하고 싶다면 사랑할 수 없는 것들을 사랑하고 용서할 수 없는 것들을 용서해야 한다.

면역 기능과 코르티솔(혈압과 신진대사를 조절하는 스테로이드 호르몬)의 활성 수치는 우리의 태도나 감정, 생각과 같은 인체의 화학 작용에 의해 바뀐다는 사실이 오래전에 입증되었다. 다시 말해 우리의 심리 상태가 육체의 건강에 커다란 영향을 미칠 수 있다는 뜻이다.

이러한 현상을 증명하는 과학적 연구들이 많이 있다. 미국의《오하이오 노화 연구*Ohio Longitudinal Study*》에 따르면 미래를 긍정적으로 바라보는 사람이 그렇지 않은 사람에 비해 평균 7년 반 정도 더 오래 산다고 한다. 사실상 수명에 중요한 영향을 미치는 요인은 운동이나 흡연 여부가 아니라 우리의 마음인 것으로 밝혀졌다. 갈수록 많은 연구를 통해 원만하고 따뜻한 인간 관계가 에이즈와 암 환자들의 생존율을 높인다는 사실이 입증되고 있다. 연구들은 관계가 면역 체계와 종양의 혈관 증식 능력에 커다란 영향을 미친다는 결과를 보여준다. 따라서 앞서 말한 노인 환자 존 플로리오의 경우, 그의 암이 사라진 것은 우연이 아니라 사실상 자기 유도에 의한 자연 치유라고 할 수 있다.

치유하고 싶다면 자기 자신이나 세상을 바라보는 관점과 믿음이 어떤지 살펴보아야 한다. 어떤 것을 스트레스로 받아들일지 아닐지 정의하고 어떤 삶을 살아갈지 결정할 수 있는 사람은 자기 자신이다. 만일 삶을 배움의 과정으로 본다면 스트레스가 되는 일들을 다른 측면에서 바라볼 수 있다. 그것들을 피하려고 애쓰며 좋고 나쁨의 이분법적 사고로 판단하기보다는 시련에 대처하는 방법을 배울 수 있는 기회로 삼을 수 있다. 심지어 좋은 일이 생기기 위한 전조 현상으로 볼 수도 있다.

남편이 세상을 떠난 후 요양원에 들어간 93세의 맹인 할머니가 있었다. 요양원으로 이송되던 날 건물 안으로 들어서던 노인이 "참으로 아름다운 곳이군요!"라고 말했다. 뒤에서 휠체어를 밀던 요양원 직원이 의아해서 물었다. "이곳이 아름다운지 어떻게 아세요?" 그러자 노인이 말했다. "두 눈이 보이지 않아도 세상을 어떻게 바라볼 것인지는 선택할 수 있다오. 난 아름답게 보는 쪽을 택하지요."

버니 — 마음의 평화를 얻은 사람들에 대해 이야기할 때 나는 90세가 넘은 노인들을 예로 들곤 한다. 그 이유는 90세가 넘을 때까지 살았다는 것은 우리가 두려워할 만한 일들을 이미 경험했을 것이기 때문이다. 이따금 나는 90세 이상의 노인 환자들에게 내가 운영하는 환자들 지원 모임에 조언자로 참석해 달라고 부탁한다. 오랜 세월에 걸친 그들의 경험은 환자들에게 격려와 희망이 될 수 있기 때문이다. 언젠가 나는 모임에 참석한 93세의 할머니에게 아직도 두려운 것이 있다면 무엇이냐고 물은 적이 있다. 한참을 골똘히 생각하던 노인이 대답했다. "어두운 밤중에 공원 도로를 운전하는 것이오." 만일 당신의 두려움도 그 정도가 전부라면 설령 90세까지 살지 않았더라도 이미 누군가의 스승이 될 수 있다.

비록 고령의 노인이 아니라도 교훈을 주는 사람들이 더러 있다. 어느 날 내가 마을 산책로에서 조깅을 하고 있을 때였다. 당시 나는 아마추어 마라톤 경기에 참가하기 위해 훈련 계획을 짜놓고 날마다 정해놓은 목표량을 채우느라 여념이 없었다. 정신없이 뛰고 있는데 일흔 살쯤 되어 보이는 노인이 지나가는 내게 말했다. "뛸 수 있다는 건 큰 축복이오. 나처럼 걷기도 힘든 늙은이에 비하면 말이오." 그날 노인의 말은 내가 그동안 매일매일 감사해야 할 일들을 너무 당연시해 왔다는 사실을 깨닫게 해주었다.

주위를 둘러보면 가르침을 주는 것들이 많이 있다. 네 살 된 우리 집 애완견은 환자들 모임에서 스승 역할을 톡톡히 한다. 무엇인가를 원할 때 소리 내며 감정을 표현해야 한다는 교훈을 준다. 어린아이들을 통해서도 이와 유사한 교훈을 얻을 수 있다. 그러나 어른들로부터 '예절' 교육을 받기 이전의 아이들이어야 한다. 이미 예절 교육을 받은 아이들은 어른들의 시선을 의식하고 감정을 억누르며, 칭찬받기 위해 예의 바르고 착한 아이로 행동하기 시작한다. 이런 아이들은 성인이 되면 암이나 심각한 질환에 걸릴 확률이 매우 높다. 혹여 그들 가운데 90살이 넘도록 장수하는 사람이 있다면, 그것은 그들이 어렸을 때 배운 '예의 바르고 착한' 행동 양식을 중도에 버렸기 때문이다.

물론 나이가 많다고 해서 모든 사람들이 마음의 평화를 얻는 것은 아니다. 내 모친은 90살이 훌쩍 넘었지만 아직도 가족들과 당신의 신변에 작은 일만 생겨도 속을 태우며 밤잠을 설친다. 깨달은 현자가 아닌 이상 마음의 평화를 얻는다는 것이 쉬운 일은 아니다. 그러나 대체로 나이가 들수록 한결 수월해진다.

| 치유에 대한 주의점 |

버니 — 내 개인적인 경험을 토대로 치유에 대해 언급해 두고 싶은 말이 하나 있다. 때로는 병이 스트레스나 심리적 요인과 상관없이 단순한 치료로 끝날 수 있는 육체만의 문제인 경우도 있다.

몇 년 전 나는 지독한 피로와 두통에 시달렸다. 원인을 알아내기 위해 날마다 내 일상을 살펴보며 무엇이 문제인지 고민했다. 분석하고 명상하며 "내게 피로와 두통을 느끼게 만드는 것이 무엇인가? 무엇을 변화시켜야 하는가?" 하는 물음을 던졌다. 혹시 빡빡한 출장 스케줄이나 과중한 업무 혹은 사람들과의 관계에 문제가 있는 것은 아닐까 의심하며 조정하고 변화시켰지만 두통과 피로는 좀체 가시지 않았다. 그러던 어느 날 우연히 나는 다리에 난 두드러기를 발견했고 라임병(진드기가 옮기는 세균이 신체에 침범하여 여러 기관에 병을 일으키는 감염 질환—옮긴이)이라는 것을 알았다. 그 즉시 나는 항생제를 복용했고, 두통과 피로는 불과 하루도 안 되어 사라져버렸다. 이처럼 신체적 증상들이 때로는 나처럼 유난을 떨지 않아도 간단한 치료로 끝날 수 있는 육체만의 문제인 경우도 있다.

치유에 대해 마지막으로 유의해야 할 것은 자신의 질병에 대해 자책해서는 안 된다는 점이다. 이따금 특정 믿음과 행위가 치유에 도움이 된다는 사실을 알고 나면 진즉에 그것을 몰랐다며 자신을 질타하는 사람들이 더러 있다. 또 치료가 불가능하다는 판정을 받으면 그것을 마치 자신의 실패처럼 여기는 사람들도 있다. 이는 크게 잘못된 생각이다. 질병은 그 누구의 탓도 아니며, 신의 처벌도 아니다.

우리는 한때 사람들을 실패자로 몰아세운다는 비난을 받은 적이 있다. 그들은 우리가 치유를 위한 선택에 대해 이야기하면 병든 사람들은 선택에 실패했기 때문이냐, 그렇다면 병든 것을 자책해야 하는 것이냐고 따져 물었다. 이는 치유에 대한 우리의 메시지를 잘못 이해한 탓이다. 삶에 대한 책임감을 갖고 치료에 참여해야 한다는 말은 죄책감을 갖고 병에 대한 책임을 져야 한다는 뜻이 아니다. 치유를 위해서 절대로 삼가야 할 일이 자신의 질병을 처벌로 간주하는 것이다.

불면증을 예로 들어보자. 숙면을 취해야 불면증이 치유된다는 사실은 누구나 알고 있는 상식이다. 그러나 숙면을 취하지 못했다고 불면증 환자를 비난한다면 웃기는 일이다. 더욱이 불면증에 걸리지 않으려면 뒤척이지 말고 곧장 잠들어야 한다고 주장한다면 더욱더 우스운 일일 것이다. 불면증 환자는 수면 전문가의 도움을 받으면 치유될 수 있다는 것이 우리의 주장이다. 동시에 우리는 전문가의 도움을 받더라도 전혀 효과가 없을 수도 있다는 사실을 잘 알고 있다. 변화를 통해 치유될 수 있고, 치유가 치료로 이어질 수 있다는 우리의 주장은, 자신의 삶에 그러한 변화를 만들고 싶지 않거나 만들 수 없는 사람들을 비난하는 말이 아니다. 만일 당신이 불면증이나 만성 통증 환자 혹은 암에 걸린 환자를 비난한다면 당신은 치유를 잘못 이해하고 있는 것이다.

질병에 대한 반응과 태도는 당신이 사랑받아 온 사람인지, 그리고 자기 자신을 사랑할 수 있는지의 여부에 따라 달라질 수 있다. 우리는 당신을 사랑하고 당신의 선택을 받아들이기 위해 여기에 있다. 우리는 당신이 지난날 부모와 선생님, 종교로부터 어떤 훈계와 규제를 받았든, 어떤 비난을 들었든 스스로를 사랑하고 포용할 수 있기를 바란다.

| 치유를 위한 행위와 믿음 |

자신의 삶에 사랑과 온전함, 웰빙을 불러오려면 어떻게 행동해야 할까? 놀랍게도 건강에 이로운 행위가 건강을 해치는 행위보다 편하고 쉽다. 가령 감정을 드러내거나 자기 주장을 내세우지 못하는 사람은 몸에 밴 습관대로 꾹 참으며 침묵하는 것이 편하다고 느낄지 모른다. 그러나 그렇게 하면 삶을 내면에 저장하는 데는 도움이 되겠지만, 사실상 자신을 표출할 때 소모되는 에너지가 억누를 때보다 훨씬 적게 든다. 게다가 자기 표현은 건강에도 이롭다. 실제로 해보면 처음엔 다소 어색한 느낌이 들겠지만 몇 번 하다 보면 속이 후련하고 몸과 마음이 가뿐해지는 것을 느끼게 될 것이다. 마찬가지로 남에게 부탁의 말을 잘 하지 못하는 사람은 대범하게 한두 번 청하다 보면 혼자서 가슴앓이를 할 때보다 수월하다는 것을 느끼게 될 것이다. 또 누군가를 증오하며 원망하는 것보다는 용서하고 놓아버리는 것이 체력 소모가 적고 건강에도 이롭다. 더욱이 용서는 불행으로부터 자신을 해방시키는 최고의 치유 선물이다.

치유를 위한 행위 중에는 헌신적인 노력과 계획이 필요한 것도 있지만, 일상 생활 속에서 특별히 치유한다는 생각 없이 자연스럽게 행할 수 있는 일들도 많이 있다. 누군가를 용서하는 일, 감정을 표현하는 일, 자신의 느낌과 직관에 주의를 기울이는 일, 고마움을 받아들이거나 표현하는 일은 모두 일상에서 치유를 돕는 행위들이다. 치료에 대한 의학적 조언을 맹목적으로 받아들이기보다는 궁금한 것을 물어볼 때나, 의사가 권하는 치료의 목적과 효능에 대해 질문을 할 때에도 당신은 치유를 위한 행위를 하는 것이다.

다음은 치유를 위해 반드시 고려되어야 할 사안들이다. 아래의 리스트를 토대로 치유 계획서를 작성하라.

1. **종교적 믿음과 가치관을 검토하라.** 믿음과 신념은 자기 자신에게 어떤 일이 일어나게 할지 결정하는 데 중요한 역할을 한다. 여기서

우리가 말하는 '믿음'은 자기 자신과 삶에 대한 견해뿐 아니라 영적 이해까지도 의미한다. 우리는 누구나 자기가 믿는 삶을 살아간다. 즉 믿음이 우리의 생명 활동인 셈이다. 종교를 갖는 것은, 특히 자신의 문제를 초월적 존재나 신에게 맡기고 의지할 수 있다면, 치유에 커다란 도움이 될 수 있다. 신을 믿고 자신의 문제를 의탁해 본 적이 있는 사람은 그것이 얼마나 마음을 평화롭게 하는지 잘 안다. 그러나 마음의 평화가 치유에 얼마만큼 도움이 되는지는 잘 모를 수 있다. 많은 연구를 보면 종교를 갖고 있는 사람들이 그렇지 않은 사람들에 비해 훨씬 더 오래 살며 건강하다. 이외에도 명상이나 기도, 만트라, 심상화心象化 훈련, 기공 수련 등 다양한 영적 수행들은 치유를 돕는 훌륭한 방편들이다.

버니 — 종교에 대한 믿음은 치유에 도움이 되는 것만큼이나 해가 되기도 한다. 사랑이 전제되지 않은 종교는 구속일 뿐이다. 권위주의적인 종교는 파괴적인 신화를 조장하며 치유의 길에서 멀어지게 한다. 극단주의적인 종교는 사람들에게 죄의식을 심어주고, 같은 신도가 아니면 사탄이나 악마라고 가르쳐 적대감을 일으키며 비탄에 빠지게 만든다. 미시시피 투펄로에 있는 어느 성직자는 내가 명상과 심상화를 가르친다는 이유로 나를 '사탄'이라 불렀다. 그는 교회의 신도들에게 눈을 감으면 사탄이 나타나 우리의 이미지를 조종하기 때문에 명상이나 심상화 훈련을 해서는 안 된다고 경고했다.

나는 그 성직자를 만나 이야기를 나누며 예수의 가르침에 벗어난 말은 하지 않았다고 설명했다. 그리고 성경에서 전하는 치유의 메시지, 즉 예수의 제자들이 장님을 보며 "저 사람이 눈 먼 봉사가 된 것은 누구의 죄입니까?"라고 묻자, 예수가 "중요한 것은 죄가 아니라 하느님의 능력을 보여주는 일이다"라고 답하면서 장님에게 다가가 "그대의 믿음이 그대를 구했노라"라며 장님의 눈을 뜨게 하셨다는 이야기를 들려주었다. 이 메시지는 "일어나 걸어라"와 같은 기계적인 복음이 아니라 치유의 메시지이다. 믿음이 장님을 치유의 길로 인도했고 치유의 부산물로 장님이 눈을 뜨게 된 것이다.

포용과 용서 대신 처벌을 중시하는 종교는 건강에 치명적인 영향을 미친다. 또 자신의 질병을 죄값으로 여기는 믿음은 치유에 대한 의욕과 가치를 상실하게 만들며 무력감을 야기한다. 건강하려면 사랑과 연민, 용서를 가르치는 종교를 선택해야 한다. 치유하려면 자신의 질병을 무엇인가 배울 수 있는 선물 같은 기회 혹은 단지 회복이 필요한 대상으로 볼 수 있어야 한다. 우리는 자동차 열쇠를 잃어버렸을 때 "하느님은 우리가 걸어가길 원하신다"고 말하지 않는다. 그처럼 우리가 병에 걸렸을 때 "신은 우리가 아프기를 원한다"고 생각하는 믿음은 옳지 않다.

질병은 자신의 신념 체계, 특히 자기 가치감과 자기애에 대한 생각과 믿음을 다시 살펴볼 수 있는 좋은 기회이다. 의외로 많은 사람들이 자기 자신을 열등한 존재로 믿으며 살아간다. 심지어 대중의 인기를 한 몸에 받고 있는 연예인이나 유명 인사 중에도 자존감이 낮은 사람들이 굉장히 많다. 자기 가치에 대한 새로운 믿음을 세워라. 열등하거나 우등한 사람은 없다. 그렇다는 생각이 있을 뿐이다. 부모나 선생님, 권위자 들이 어떤 말로 당신을 폄하했든 그것은 그들의 생각이지 당신이 그렇다는 뜻이 아니다. 당신은 소중하며 존엄한 존재이다. 우리는 모두 똑같은 창조적 에너지로 만들어졌으며, 마땅히 누구나 사랑받고 존중받아야 할 가치가 있다.

버니 믿음이나 신념이 반드시 종교나 영적 수행을 통해서만 형성되는 것은 아니다. 가족들의 태도와 사고방식의 영향을 받아 굳어지는 것들도 있다. 내 어머니는 집안에 우환이 생길 때마다 "뭔가 좋은 일이 있으려나 보다" 하고 말씀하신다. 역경을 더 나은 길로 인도하려는 신의 뜻이라고 믿기 때문이다. 만일 당신이 건강한 인생관을 갖고 있는 부모 아래에서 성장했다면 운이 좋은 사람이다. 그런 환경에서는 언제나 직관이 존중되며, 선택과 결정이 필요할 때 '해야 한다'는 의무와 당위보다는 내면의 '느낌'을 중시하며 "무엇이 나를 행복하게 하는가?" 하는 물음에 토대를 둔다.

이따금 나는 강연에서 참석자들에게 어떤 좌우명을 갖고 '살아가는지' 묻곤 한다. 그중 내가 들은 건강한 신념은 이런 것들이다. "시련은 다른 길로 인도하려는 신의 뜻이다." "결정을 내려야 할 때는 언제나 자신을 행복하게 만드는 것을 선택하라." "인생은 야구 경기와 같다. 마지막 라운드를 마칠 때까지는 끝난 것이 아니다." "돈은 삶의 편의를 위한 수단이다."

어느 날 저녁 내 강연에 참석한 한 남성이 "어떤 좌우명을 갖고 '죽어가는지'도 물어보세요"라고 청했다. 그의 말대로 참석자들에게 묻자 다음과 같은 답변들이 돌아왔다. "지나치게 기뻐하지 마라. 기쁨은 반드시 슬픔을 동반한다." "좋은 일은 곧 나쁜 일이 생길 징조다." "인생은 풋볼 경기와 같다. 시간을 초과하면 패한다." "나는 뭔가 잘못된 것 같다. 궂은일은 모두 내 탓이다." "돈은 성공의 척도이다."

가장 먼저 할 수 있는 치유 행위로서 가족과 종교, 어릴 적 선생님으로부터 배운 신조와 믿음을 살펴보라. 나는 가치 있는 존재라고 배웠는가? 마땅히 사랑받아야 한다고 배웠는가? 나의 감정과 느낌은 중요하며 표현되어야 한다고 배웠는가? 만일 자신을 '죽이는' 믿음들을 교육받았다면 '살리는' 신조로 바꿀 수 있다. 당신은 자신의 믿음을 선택할 수 있다. 치유로 이끄는 아래의 믿음들을 고려해 보라.

- 중요한 것은 사랑이다. 사랑은 하면 할수록 그만큼 더 많이 받게 된다.(비록 조건 없는 사랑이 진정한 사랑이라지만.)

- 나는 사랑받을 권리가 있다. 나는 소중한 존재로 태어났으며, 지금까지 내가 어떻게 살아왔든, 앞으로 무엇을 하든 그 진리를 바꿀 수 있는 것은 없다. 이 불변의 진리를 알고 싶으면 당신의 갓난아기적 사진들을 보라.
- 나는 내 생각과 감정을 표현할 권리가 있다.
- 웃음과 기쁨은 언제나 가능한 선택 사안이다.
- 매 순간은 새로운 시작의 기회이다.
- 나는 항상 온전함과 치유를 향해 나아갈 수 있다.
- 용서는 자기 자신에게 주는 선물이다.

2. 사랑하라. 그리고 사랑을 받아들여라. 사랑하고 사랑을 받아들이는 일은 치유에 있어서 매우 중요한 부분이다. 흥미롭게도 많은 사람들이 주는 것에 비해 받는 것을 잘 하지 못한다. 의학 용어로 '받음 결핍증Receiving Deficit Disorder(RDD)'이라는 새로운 진단명이 필요할 정도이다. 불행히도 이 병은 고칠 수 있는 뾰족한 치료법이 없다. 약도 없고 수술도 안 된다. 이 병을 고칠 수 있는 유일한 방법은 사랑받을 가치와 권리에 대한 자기의 믿음을 점검하는 것뿐이다. 그런 다음 작은 호의나 친절이라도 받아들이는 연습을 해야 한다. 일단 사소한 배려와 사랑의 마음들을 알아차리고 받아들이면 주변에서 점점 더 많은 사랑을 발견하게 된다. 그러면 시간이 지나면서 사랑을 받아들이는 일이 점차 자연스러워질 수 있다.

화목한 가정에서 성장하지 못한 사람에게는 사랑을 주거나 받아들이기가 쉬운 일이 아니다. 그러나 사랑과 건강은 필수불가분의 관계이기 때문에 이것은 매우 중요한 문제이다. 하버드 대학에서 학생들을 상대로 실시한 연구 결과를 보면 사랑과 건강의 상관 관계에 대해 놀라운 사실을 알 수 있다. 연구자들은 설문에서 부모의 사랑을 받으며 성장했다고 응답한 학생들을 졸업 후 35년이 지났을 때 추적 조사했다. 그 결과 그들 모두 놀라울 정도로 건강하다는 사실이 밝혀졌다. 부모의 이혼이나 흡연, 음주 여부와는 아무런 상관이 없었다. 부모의 사랑을 느꼈다고 응답한 학생들은 졸업 후 35년 이내에 큰 병에 걸린 확률이 불과 28퍼센트인 반면, 그렇지 않은 학생들은 무려 98퍼센트가 중병을 앓고 있는 것으로 나타났다.

또 다른 연구 결과를 보면 생후 7개월 동안 어미로부터 떼어놓은 아기 원숭이들은 훗날 알코올에 노출되었을 때 쉽게 중독된 반면, 그렇지 않은 원숭이들은 술을 전혀 마시지 않았다.

이처럼 부모의 사랑은 중요하다. 그러나 그보다 훨씬 더 중요한 것은 당신이 당신 자신을 사랑하는 일일 것이다. 자신을 사랑하는 사람은 파괴적인 방법으로 행동하거나 애정 결핍을 해소하기 위해 술이나 약물에 의존하지 않는다. 자기를 사랑하는 것이 어떻게 하는 것인지 잘 모르겠다면 손자를 사랑하는 할머니가 애지중지 손자를 보듬는 방식으로 자기 자신을 대우해 보라. 당신이 자신을 다시 양육하고 사랑할 수 있다면 삶을 치유하게 될 것이다.

3. 병을 통해 배워라. 통증을 설명함으로써 통증의 원인에 대해 알 수 있는 것처럼, 병에 대한 자신의 경험을 분석함으로써 삶에 대해 알 수 있다. 질병이 가져온 현실적인 결과는 무엇이며 자신의 삶에 어떤 문제가 있는지 자문해 보라. 병에 걸리지 않기 위해 자신이 할 수 있었던 일들이 무엇인지 생각해 보라. 만일 월요일만 되면 유난히 피곤하고 자주 아프다면 직업이 당신을 병들게 만들고 있는지 모른다. 그렇다면 다른 직장을 찾아보아야 한다. 심장마비나 자살이 주로 월요일에 많이 발생한다는 사실을 알고 있다면 말이다.

병을 통해 배우기 위해 지난 삶을 돌아보며 자신을 취약하게 만든 요인들이 무엇인지 자문해 보라. 변화하고 치유하려면 어떤 길을 가야 하는가? 무엇이 나를 살아있게 만드는가? 내 삶에 의미를 주는 것은 무엇인가? 무의식적으로 따르고 있는 파괴적인 신조나 가치는 무엇인가? 가족으로부터 유전된 심리적 특성은 무엇인가? 부모로부터 어떤 두려움과 부적절한 것들을 배웠는가? 그들에게서 학습된 무엇이 나를 죽이고 있는가? 말하고 있지 않거나 느끼고 싶지 않은 것은 무엇인가? 당신은 내면에 자기 몫의 삶을 가지고 이 세상에 왔다. 치유하고 싶다면 그 삶이 밖으로 발현되어야 한다. 다시 말하지만 내면에 갇혀 있는 것들을 꺼내놓지 않으면 그것들이 말 그대로 당신을 죽일 수 있다.

이 질문들을 반추할 때 잊지 말아야 할 것은 질병에 걸린 것에 대해 자신을 비난하는 덫에 빠져서는 안 된다는 점이다. 이것은 당신의 삶과 태도를 바꾸기 위함이지 비난의 대상을 찾으려는 것이 아니다.

4. 환자들의 모임에 가입하라. 자신의 신념과 믿음을 점검하고 병을 통해 배우며 삶을 개정립하려고 할 때, 누군가의 조언이나 도움이 필요할 수 있다. 동질감을 느낄 수 있는 환자들의 그룹은 가족이나 친구가 제공할 수 없는 도움을 줄 수 있다. 그러나 신중하게 선택하라. 개중에는 신세타령이나 하소연으로 일관하는 사람들도 적지 않다. 생존자다운 태도와 치유에 역점을 두는 그룹을 찾아라. 비슷한 처지에 있는 사람들로 구성된 모임을 찾으면 멘토와 귀감이 되어줄 사람들을 만날 수 있고 새로운 희망을 얻게 될 것이다. 그룹에 가입하는 일은 건강하고 새로운 가족을 얻는 것과 같다.

5. 원하는 것을 요구하라. 우리는 1장에서 원하는 것을 사람들에게 알리는 방법에 대해 이야기했다. 이 점은 치유를 위한 모든 행위에 거듭 포함시켜야 할 만큼 중요하다.

6. 원하지 않는 일에 '아니오'라고 말하라. 다른 사람들에게 거절을 말하는 것이 때로는 자신에게 긍정을 말하는 방법이다. 내키지 않는 제안이나 치료에 '아니오'라고 말하라. 사적인 시간과 공간, 프라이버시를 존중하지 않는 사람들, 불안과 절망을 부추기는 사람들

그리고 부정적인 믿음과 생각에 '아니오'라고 말하는 것이 치유를 돕는 길이다.

7. 원할 때 '좋아요'라고 말하라. 이 부분은 흔히 자기 주장 훈련에서 경시되는 경우가 많다. 그러나 원할 때의 '좋아요'는 자신의 삶에 사랑과 배려를 받아들이는 방편이기 때문에 거절의 표현만큼이나 중요하다. 주체적이 되면 다른 사람들의 호의와 사랑, 친절에 흔쾌히 '좋아요'라고 말할 수 있으며, 자신의 삶과 심지어 죽음에도, 만일 그것이 옳다고 느껴진다면 '좋아요'라고 말할 수 있다.

8. 인간적인 대우를 주장하라. 당신은 진단명이나 병실 번호가 아니다. 표지판 사용(5장 참조)과 힐링 방법들(3부)을 통해 이 부분을 유쾌한 방식으로 해결할 수 있다. 치유하려면 치유에 방해가 되는 어떠한 상황이나 순간도 용납해서는 안 된다. 시종일관 치료의 중심에 서서 주체적으로 행동하라.

9. 웃어라. 배꼽이 빠질 정도로 웃어라. '내장의 조깅'이라는 말로 웃음 치료의 효과를 역설한 노먼 커즌스Norman Cousins의 주장처럼 창자가 흔들릴 정도로 웃어라. 웃음은 엄청난 유산소 운동이며 면역력을 강화시키는 효과가 있다. 웃을 기분이 아니면 억지로 미소라도 지어보라. 최근 연구를 보면 미소 근육은 설령 그것이 거짓 미소

라도 뇌에 즐거움이라는 메시지를 전달한다. 일단 두뇌에서 당신이 즐거워한다고 인식하면 당신은 실제로 기분이 좋아지게 된다. 장난꾸러기 아이처럼 행동해 보라. 그러면 저절로 웃음이 나올 것이다.

10. 많이 껴안아라. 할 수만 있다면 만나는 사람마다 포옹하라. 그러나 먼저 허락을 구하고, 육체적·성적으로 학대받은 경험이 있거나 단순한 접촉 기피증 때문에 포옹을 꺼리는 사람도 있다는 사실을 존중하라.

11. 용서하라. 치유하려면 자기 자신은 물론 다른 사람들을 용서하고 또 용서해야 한다. 자신에게 상처를 준 가족이나 친구, 가깝고 먼 관계의 사람들을 거듭거듭 용서하라. 용서란 움켜쥐고 있는 미움과 원망, 상처입은 마음을 내려놓고 자기 자신을 자유롭게 한다는 뜻이다. 용서는 마음으로 하는 일이지만 몸으로부터의 용서가 더 중요하다. 가슴속에 응어리진 분노와 적개심, 감정의 독소들을 내려놓아라. 이것은 자신에게 상처가 되는 행위들을 받아들이라는 말이 아니다. 단지 상처입은 마음에 매달려 있지 말라는 뜻이다.

요사프

상처를 준 사람들을 도저히 용서할 수 없다면 내 친구 바히라가 권하는 방법을 써보라. 먼저 용서를 한 알의 양파라고 가정한다. 그리고 지금 용서의 껍질을 한 꺼풀 벗긴다. 다음날 또 한 꺼풀을 벗긴다. 시간이 지나면서 점점 더 많이 벗겨낸다. 상쾌한 기분을 느끼고 싶다면 잠자기 전에 모든 사람들을 용서하라. 의도적이었든 아니든 하루 동안 당신에게 상처 준 사람들을 모두 용서하라. 도저히 용서할 수 없다면 그냥 다시 용서의 껍질을 한 꺼풀 더 벗겨내기만 하라. 그러면 악몽에 시달리지 않고 편안한 숙면을 취할 수 있으며, 가뿐하고 상쾌한 기분으로 아침을 맞이하게 될 것이다.

12. 혼자만의 영적 시간을 가져라. 명상이나 기도, 치유에 혹은 단순히 존재 자체에 집중하는 시간을 가져라. 자신의 몸과 대화하고 몸이 치유되는 모습을 가능한 한 자주 심상화하라. 시간의 흐름을 잊게 만드는 무엇인가에 열중해 있을 때 당신의 몸과 마음은 가장 건강한 상태에 있게 된다. 몰입해 있을 때 당신은 나이도 잊고, 몸도 잊고, 모든 고통으로부터도 자유로워진다. 좋아하는 일을 하는 것은 자신의 몸과 마음에 선물을 주는 것이다.

황홀할 정도로 기분이 좋았던 순간들을 떠올려보라. 그런 다음 죄책감과 수치심을 느꼈던 시간을 떠올려보라. 이처럼 단순히 다른 감정들을 머릿속에 떠올리는 것만으로도 몸에서 일어나는 반응이 전혀 다르다는 것을 느낄 수 있을 것이다. 자신이 하루를 어떻게 보내고 있는지 생각해 보라. 하루중에 당신이 느끼고 경험하는 모든 일들은 심리적·육체적으로 치유에 큰 영향을 미친다.

이외에 다른 치유 행위들이 임의로 추가될 수 있지만 신중한 선택이 필요하다. 치유 행위들을 모두 완벽하게 실행할 수 없다고 해서 낙심할 필요는 없다. 모든 것을 완벽하게 해내려고 애쓰지 마라. 당신의 목적은 치유이지 완벽함이 아니다. 치유는 의미 있게 살며 사랑하는 일이다. 질병에 휘둘리지 마라. 치유하려면 당신의 존재와 삶이 질병에 휘둘려서는 안 된다. 질병이나 다른 사람들이 당신에게 이렇게 하라 저렇게 하라고 처방하고 규정하게 만들지 마라. 어떤 상황이든 주도권을 쥐고, 자신의 병을 부정하지 않고 인정하되 포기하거나 체념하지 않는다면 당신은 치유될 수 있다. 자기 내면의 참된 자아를 찾아 그 자아의 목소리를 따르라. 그것이 쉽지는 않지만 불가능한 일은 아니다. 지금까지 많은 사람들이 해왔고 당신도 할 수 있다. 치유에 대한 전략과 계획만 있으면 투병중이라도 충만한 삶을 영위할 수 있다.

이제부터 우리는 ① 치유 환경에 필요한 성소聖所를 만드는 방법 ② 문병 시간을 힐링 시간으로 전환시키는 방법 ③ 지원팀을 꾸리고 운영하는 방법에 관해 실용적인 조언을 할 것이다.

3

건강한 입원을 위한 준비

'건강한 입원healthy hospitalization'이란 표현이 모순처럼 들릴지 모른다. 입원이 어떻게 건강할 수 있단 말인가? 그러나 사실 우리가 '생존할survive' 수 있는 입원이라면 건강하다고 보아야 한다. 그러나 이 표현에는 단지 생존 이상의 의미가 있다. 우리는 사람들이 병원에서 생존 이상의 치유를 경험할 수 있기를 바란다.

사전에는 '환자'라는 말이 '의료 혹은 수술 치료를 받는 사람'으로 정의되어 있다. 그 정도면 좋겠지만 거기에는 '고통받는 사람 혹은 희생자'라는 뜻이 덧붙여져 있다. '환자patient'라는 말은 본래 '겪다, 고통받다, 참다'를 의미하는 라틴어에서 유래되었다. '환자가 되다to be patient'라는 말은 '불평하거나 화내지 않고 짜증과 통증 등을 참는다'라고 풀이되어 있다. 유사어로는 '허약한invalid, 불평하지 않는uncomplaining, 장기간 고통받는long-suffering, 견디는forbearing' 등이 있다.

'고통받다' '견디다' 같은 사전적 의미들은 실제로 우리가 환자가 될 때 어떤 일이 기대되는지 아주 잘 묘사해 준다. 병원에 있으면 우리는 정말로 많은 것들을 참아야 한다. 문제는 그것이 병을 회복하는 데 결코 좋은 방법이 아니라는 것이다. 많은 연구에 따르면 간호사들에게 '귀찮은' 환자로 지목받는 사람들의 생존율이 '착한' 환자라고 인정받는 사람들보다 월등히 높다.

다시 말해 건강한 입원이 되려면 착한 환자가 될 준비를 해서는 안 된다는 뜻이다. 착한 성품은 치유에 아무런 도움이 되지 않는다. 당신은 '순종하며 고통받는 사람'의 역할에서 벗어나 자신의 치유를 주도해 나갈 수 있는 적극적인 사람이 될 방법을 찾아야 한다. 사전에는 이러한 역할을 정의하는 적합한 단어가 없다. 그래서 우리는 '자기 자신의 삶에 책임을 지는 사람'이라는 의미로 '레스펀트respant', 즉 '책임 있는 참여자a responsible participant'라는 조어를 만들었다.

자신의 치료에 참여자가 된다는 말이 어쩐지 이상하게 들릴지 모른다. 그것은 그동안 우리가 치료에 관여해서는 안 되는 것처럼 배웠기 때문이다. 이러한 관행은 병원에서 특히 두드러지게 나타난다. 병원은 당신에게 아무런 선택의 여지가 없는 듯 주어진 상황에

군말 없이 순종하게 만든다. 그러나 사실상 당신에게는 선택권이 아주 많이 있다. 병원에 있는 동안 당신은 시종일관 매 단계에서 자신이 원하는 것을 선택하고 결정하며 주도할 권리가 있다.

이 장에서 우리는 당신이 병원으로 가기 전에 결정해야 할 중요한 문제들을 논의할 것이다.

| 병원 선택하기 |

입원을 고려할 때 가장 먼저 선행되어야 할 단계는 과연 입원이 최선의 방법인가를 결정하는 일이다. 혹시 외래 환자로 치료를 받아도 되는지, 더 나은 방식의 다른 치료법이 있는지 알아보라. 두려움을 바탕으로 입원을 결정하지는 마라. 그 대신 당신이 얻은 의학적 정보와 어떤 것이 진정으로 자신을 위한 일이 될 것인지에 대한 직관에 의지하라.

담당 의사가 입원을 권유할 때 다른 대안들은 무엇이 있는지 물어라. 만일 입원이 불가피하다면 그 이유를 설명해 달라고 말하라. 입원 시기와 입원에 관련된 자세한 사항들이 담당 의사의 스케줄이나 의료 보험 회사의 정책에 의해 좌지우지된다면 레스펀트답게 행동하라. 당신의 생각을 분명하게 밝히고, '당신'도 스케줄이 있다고 이야기하라. 병원과 의사들이 얼마든지 많이 있다는 사실을 잊지 마라. 만일 문제가 보험사측에 있는 것으로 밝혀지면 주저 없이 변호인을 고용해 당신의 의사를 전달하고 합당한 치료를 받겠다고 요구하라.

병원은 당신을 뒷바라지할 수 있는 사람들이 가까이 있는 곳을 선택하는 것이 좋다. 그러면 도움이 필요할 때 그들이 방문하기 쉽고 좀 더 빠르게 잦은 지원을 기대할 수 있다. 만일 특정한 치료를 받기 위해 부득이 먼 곳에 입원해야 한다면 반드시 누군가를 대동하고 그들이 병원 근처에 머물 곳이 있는지 알아보라.

만일 병원이 집 근처에 있지만 다른 가족이 없으면 입원해 있는 동안 누군가에게 집을 봐달라고 부탁하라. 그들은 애완동물의 먹이를 넉넉하게 놓아주고, 우편물을 챙기며, 집안일을 돌봐줄 수 있을 것이다.

이외에 병원의 크기, 집에서의 거리, 퇴원 후 후속 치료, 병원의 평판, 의료진의 태도 등을 고려하여 자신에게 맞는 병원을 선택할 수 있다. 만일 당신이 지방에 살고 있다면 대도시의 큰 병원들은 위압적이고 비인간적으로 느껴질 수 있다. 대형 병원에서는 당신이 사람이기보다는 병실 번호가 되기 쉽다.

버니 — 의료진의 태도는 환자의 건강에 치명적인 영향을 미칠 수 있다. 내 장인 어른이 낙상으로 사지마비 환자가 되었을 때, 아내와 나는 장인을 집에 모시고 우리가 직접 돌보았다. 그러던 중 전문 간병인의 도움이 필요해 장인을 요양원으로 옮기게 되었다. 그런데 이송된 지 얼마 지나지 않았을 때 갑자기 장인이 복통을 호소하며 구토하기 시작했다. 할 수 있는 검사는 모두 해보았지만 도무지 원인을 알아낼 수 없었다. 그러나 장인은 명백히 죽어가고 있었다.

그 무렵 집 근처에 새로운 요양원이 개원했다. 우리는 가까이서 돌보며 좀 더 많은 시간을 함께 보내기 위해 장인을 새 요양원으로 옮겼다. 그러나 건강 보험 회사에서 이송을 승인하지 않아 일체의 의료비를 사비로 부담해야 했다.

그런데 이송된 바로 그날 저녁 장인은 아무 일 없었다는 듯이 편안한 모습으로 침대에 앉아 있었다. 다음날 아침 장인은 아무런 구토 증세도 없이 식사를 마쳤다. 사흘째로 접어들었을 때 장인은 이제 더 이상 죽어가는 사람이 아니었다. 궁금해진 내가 장인에게 물었다. "어떻게 된 거예요? 며칠 전에는 다 죽어가는 것 같더니. 정말 괜찮으신 거예요?" 그러자 장인이 답했다. "전에 그 요양원 사람들은 환자를 돌보는 게 지겨웠던가봐. 나를 몹시 귀찮아했어. 그래서 내가 그들을 기쁘게 해주려고 안달이 났던 게지."

그 후 장인은 몇 년 더 살았고, 보험 회사는 다시 장인의 의료비를 지불해 주었다.(감사하게도!) 장인은 97세로 접어들던 해 어느 날 밤 잠자듯 평온하게 세상을 떠났다.

사람들은 특히 이혼이나 사랑하는 사람의 죽음, 실직, 이사 등 삶에 큰 변화가 있을 때 사고를 당하거나 병에 걸리기 쉽다. 이 같은 변화를 많이 겪을수록 부상을 당하거나 병에 걸릴 확률도 그만큼 높아진다. 만일 당신이 이러한 일들을 겪는 와중에 입원을 해야 할 일이 생긴다면 결코 혼자서 병원에 가지 마라. 반드시 친구나 지인 등 당신을 걱정해 주는 사람들과 계속 연락하도록 하라.

만일 입원 기간을 당신이 임의로 선택할 수 있다면, 입원에 따른 합병증과 위험률을 최소화하기 위해 통원 치료 방식이나 단기 입원을 고려할 수도 있다. 가족과 친구 등 가까운 사람들로부터 충분한 지원을 받을 수 있거나, 개인 간호사와 시간제 간병인을 고용할 형편이 된다면, 외래 환자로 치료받는 것이 더 나은 선택일 수 있다. 요양 시설 같은 준의료 기관도 대안이 될 수 있다. 중요한 것은 자신을 방치해서도, 영웅처럼 혼자서 자신을 돌보려고 해서도 안 된다는 점이다. 그와 같은 행위는 도리어 치유를 방해한다.

입원해 있으면 서둘러 집에 가고 싶은 마음이 간절해질지 모른다. 특히 챙겨야 할 우편물이나 애완동물, 가사일, 집 관리, 배우자, 자녀, 업무 처리, 스케줄 등등 자신이 돌봐야 할 일이 많으면 더욱 그럴 것이다. 그러나 만일 후속 치료가 필요한 상태에서 교통편을 제공하고 병수발을 해줄 수 있는 가족이나 친구가 없다면 서둘러 병원을 떠나려고 하지 마라. 특히 자기 자신을 돌보는 데 익숙하지 않은 사람은 한동안 병원에 더 머무는 편이 낫다. 만일 우편물이

걱정되면 이웃 사람에게 중요한 것을 분리해서 병원으로 갖다달라고 부탁할 수 있다. 뒷바라지해 주는 가족이나 친척이 없으면 입원해 있는 동안 집 봐줄 사람이 있는지 알아보라. 일단 계획을 세우고 도움을 요청하면 어떤 문제든 해결책이 생긴다는 사실을 알게 될 것이다. 어쩌면 평소에 자신이 도맡아하던 일들이 당신 없이도 순조롭게 진행되는 것을 보며 놀라게 될지 모른다.

| 병원에 들어갈 준비하기 |

다가오는 입원을 외국 여행이라 생각하고 이 책을 여행 가이드삼아 건강과 치유의 나라로 떠나기 위한 준비를 시작하라. 미리 원주민들(당신과 똑같은 경험을 했던 사람들)과 이야기를 나누고, 여행사 직원들(주류와 비주류의 의료 전문가들)과 상담한 뒤, 필요한 것들을 챙겨라. 집을 떠나기 전 현지에서 사용되는 언어(병원 생활에 도움이 되는 의학 전문 용어들)를 학습하라. 입원 생활에 대해 되도록 많이 알아내고, 당신의 심정이 어떤지, 치유하기 위해 필요한 것들이 무엇인지 사람들에게 알려라.

앞서 1장에서 강조했듯이 치유는 팀 경기이다. 치유하려면 당신을 격려하고 대변하며 지켜주는 지원팀이 필요하다. 병원에 가기 전에 지원팀을 꾸리면 입원 준비에 도움이 될 수 있다. 병원에서 당신은 자신의 결정을 지지해 주는 팀원들이 필요할 것이다. 따라서 대리 서명을 위임할 경우 위임받은 사람이 유념해야 사안들을 일러 두라. 치료에 관련된 모든 선택과 결정은 당신이 주도한다는 사실을 분명하게 이야기해 두라. 치유에 대한 당신의 믿음과 팀원들에게 바라는 태도, 치료에 임할 때 당신이 원하는 참여 정도에 관해 이야기해 두라. 치유 과정의 매 단계에서 당신의 생각이 바뀔 수도 있다는 점을 기억하라.

만일 배우자가 있으면 지원팀을 이끌어나가도록 맡길 수 있다. 그러나 혼자라면 아마도 유난히 힘든 시간이 될지 모른다. 어쩌면 두렵고 외로울 것이다. 당연히 느낄 수 있는 감정들이다. 당신은 지원팀을 가족 중 한 사람, 친척 혹은 친구에게 맡기거나 본인이 직접 관리할 수도 있다. 어떤 상황에 있든 사랑과 보살핌을 받을 권리가 있다는 사실을 기억하라. 질병은 가혹한 시련이지만 사랑과 지원을 부탁할 수 있는 기회이기도 하다.

우리는 가족이 없는 사람들이 위기에 직면했을 때 친구들에게 지원을 요청했다가 뜻밖의 반응에 놀라는 경우를 종종 보았다. 우리 의사 친구 중 한 사람은 그가 '상처입은 치유자wounded healer'가 되었을 때 평소 친하게 지내던 사람들이 연락을 뚝 끊어버리고, 정작 생각지도 않았던 사람들이 나서서 보살피고 염려해 주어 놀랐다고 말했다. 독신인 또 다른 친구 하나는 입원을 앞두고 있을 때 많은 사람들이 병원과 집을 오가는 교통편을 제안하는가 하면, 그가 요양하는 동안 번갈아가며 뒷바라지를 해주겠다고 자청해 크게 감동했다. 그들 중에는 가까운 일가친척 없이 입원했을 때 그들이 받았던 고마움을 되갚기 위해 정기적으로 봉사한다는 이들도 있었다.

지원팀 꾸리기는 당신뿐 아니라 팀원들에게도 유익한 경험이 될 수 있다. 그러나 팀에 합류하는 것을 꺼리는 사람들이 있을지 모른다. 그것은 그들의 권리이다. 기꺼이 당신의 치유를 돕고자 하는 사람들은 앞으로 나설 것이고, 그렇지 않은 사람들은 뒤로 물러날 것이다. 대개는 이 과정을 거쳐 형성되는 팀이 정확히 당신을 위한 지원팀이다.

가족과 친구들이 따로 태그팀tag team을 만들면 입원 기간은 물론 입원 전과 후에도 꾸준히 환자를 지원하고 뒷바라지할 수 있다. 태그팀은 퇴원 후 환자가 집이나 다른 의료 시설로 옮겨갈 때 특히 중요하다. 또 팀원들이 번갈아가며 휴식을 취할 수 있기 때문에 지치지 않고 환자를 보살필 수 있는 장점도 있다.

태그팀을 효율적으로 꾸려나가려면 환자의 뒷바라지에 필요한 스케줄을 만들어야 한다. 인터넷을 이용하면 팀원들 간에 쉽고 빠르게 소식을 주고받을 수 있다. 입원 전 누군가 한 사람이 팀원들의 이메일 리스트를 만들면 그것을 통해 환자를 위해 해야 할 일들과 갖다 줘야 할 물건, 환자의 근황, 환자가 부탁하는 일들을 서로에게 통보할 수 있다. 다음은 이메일로 전달할 수 있는 메시지들이다.

- 게시한 뒤 계속 조정해 나갈 수 있는 간병 스케줄표
- 환자에게 갖다 줄 물건들
- 환자가 원하는 심부름이나 전화 목록
- 사랑과 치유의 메시지들을 많이 모아놓은 웹사이트 등의 주소(병실로 가져가기 위해 프린트 가능해야 함)
- 간단한 조리법이 포함된 건강 요리와 환자에게 가져갈 간식류 소개

입원 전 당신은 가족과 친지, 친구 등 가까운 사람들을 한 자리에 모아 조촐한 모임을 가질 수 있다. 이 모임은 치유에 대한 지혜를 공유하고, 병원에 가져갈 표지판과 힐링 물건들을 만들며, 입원 기간이나 집에서 요양할 때 사용할 음악을 고르고 함께 감상하는 등 따뜻한 사랑과 격려의 시간을 제공해 줄 것이다.

이 같은 시간은 실제로 치유 여정의 일부이며 일종의 치료제와 같다. 당신을 염려하고 사랑하는 사람들의 위로와 정성, 격려, 소망, 강한 의지가 당신에게 긍정적인 에너지를 줄 수 있기 때문이다. 우리는 굳이 임상 실험을 거치지 않더라도 팀원들이 당신보다 강한 면역력과 에너지를 갖고 있다는 사실을 안다.

입원 전 이러한 모임은 가족과 친구들에게도 중요하다. 입원 준비물을 만들기 위해 그림이나 자수, 바느질을 함께 하면서 그들 또한 위안을 얻을 수 있기 때문이다. 그들은 입원 준비를 도우면서

사랑하는 사람을 병원에 보낼 수밖에 없는 좌절감과 무력감을 조금이나마 해소할 수 있을 것이다.

표지판Vital Sign은 중요한 의사 소통의 도구로서, 병실 문이나 커튼에 매달아 도움을 요청할 때 사용된다. 표지판 만들기와 사용법에 대한 자세한 설명은 5장에 나와 있다. 포괄적인 메시지가 담긴 표지판 중 우리가 본 몇 가지를 소개하면 다음과 같다.

- 잠시 나갔음. 15분 후 돌아올 예정.
- 여기 있어주셔서 감사합니다!
- 환자가 아니라 사람으로 봐주세요.

표지판 만들기는 격식과 형식에 얽매이지 않는다면 꽤 즐거운 경험이 될 수 있다. 표지판에 사용하고 싶은 문구들을 수십 개 혹은 그 이상으로 팀원들과 함께 자유롭게 써보라. 다른 사람들의 이목에 신경 쓰지 말고 떠오르는 대로 다소 과장되거나 엉뚱한 표현, 장난스런 문구 들을 적어보라. 사람들의 관심과 호응을 바로바로 얻으려면 표현력과 창의성이 돋보일수록 좋다. 다 쓰고 나서 문구들을 수정 보완하고, 최종적으로 병원에 가져가고 싶은 것들을 결정하라.

표지판을 준비할 때 방문자 카드도 함께 만들 수 있다. 방문자 카드는 병원에 찾아온 사람들이 당신을 만나볼 수 없을 때 요긴하게 사용될 수 있다. 문병객들은 카드에 위로와 사랑의 메시지를 적어 간호사 대기실에 맡겨둘 수 있다.(방문자 카드 만들기에 대한 자세한 방법은 6장을 참고하라.)

입원 준비물을 챙기는 동안 적합한 것인지 아닌지 판단하고 그 기준을 정하는 사람은 당신이어야 한다. 병실이나 기타 요양 장소에서 사용할 힐링 물건과 소품을 만들 때도 마찬가지이다. 치유란 심각하고 엄숙해야 한다고 생각하는 사람들이 종종 있다. 그러나 기분 내키는 대로 자유롭게 치유에 임해도 좋다. 원한다면 표지판과 소품도 얼마든지 장난스럽게 만들 수 있다.

당신이 좋다면 얼마든지 저속하고 유치한 농담을 즐길 수도 있다. 그러나 우리는 현실 부정과 위선에 관련된 유머는 피하라고 조언한다. 중요한 감정을 표현하고 공유할 수 있는 기회를 차단시키는 유머는 건강한 유머가 아니다. 때로 문병객들은 아무 일 없을 테니 걱정하지 말라며 에두르는 농담으로 환자에게 현실을 부인하게 만든다. 그들은 그렇게 하는 것이 환자를 위로하는 일이라고 착각한다. 그러나 그것은 환자에게 부담이 될 뿐만 아니라 솔직한 대화에도 방해가 된다.

건강한 유머는 재밌고 솔직하며 유쾌하다. 그런 유머는 두려움과 긴장, 스트레스를 해소하는 환기구 역할을 하며 치유를 촉진한다. 진정한 유머는 킬킬거리다가 바지에 오줌을 질금질금 저릴 만큼 웃겨야 한다. 그래서 방광에 문제가 있는 사람은 문병을 마치고 돌아갈 때, 바닥에 물기가 많이 생겼으니 '미끄럼 주의' 표지를 세워두라고 말해야 할지 모른다.

| 기타 입원 준비 방법들 |

>> 심상화 훈련

입원 준비의 대부분은 가족과 팀원들이 도울 수 있지만, 그들이 해줄 수 없는 일들이 있다. 예를 들어 이미지를 머릿속에 그리는 심상화visualization는 탁월한 힐링 기법으로 당신이 혼자서 훈련해야 한다.

많은 연구를 보면 심상화는 통증과 불안을 감소시키며 병의 회복을 촉진하여 퇴원을 앞당기는 효과가 있다. 심상화 훈련은 운동선수나 공연자가 경기나 공연을 앞두고 미리 성공적인 결과를 머릿속에 그리는 방법과 유사하다. 당신은 심상화 훈련을 통해 원하는 결과를 '미리 보기'함으로써 성공적인 치료를 유도할 수 있다. 혹시 자신이 부정적인 심상화를 하고 있지는 않은지 살펴보라. 만일 최악의 경우를 상상하며 두려워하고 걱정한다면, 정확히 당신이 두려워하는 부작용과 합병증의 가능성을 높이게 될 것이다.

성공적인 치료의 모습을 심상화하기 위해, 조용하고 편안한 장소를 찾아 마음을 가라앉히는 차분한 음악을 틀어라. 미리 준비해 둔 음악을 이용하고, 없으면 그냥 해도 된다. 마음이 진정되었으면 이제 당신이 병원으로 가는 모습을 떠올려라. 병원에 도착해서 입원하고, 친절하고 따뜻한 의료진을 만나 보살핌을 받으며, 치료나 수술이 성공적으로 끝나는 모습을 머릿속에 그려라. 그런 다음 한숨 푹 자고 일어난 것처럼 상쾌하고 개운한 느낌을 연상하라. 이제 약간의 배고픔이 느껴지면서 기분 좋게 기지개를 켜며 일어나는 모습을 상상하라. 그리고 빠르게 건강을 회복하고 집으로 돌아가는 모습을 떠올려라.

이와 같이 하루에도 여러 차례 시간이 날 때마다 심상화 훈련을 하면 당신의 몸은 두려움과 불안감 없이 성공적으로 치료나 수술을 경험하도록 프로그래밍된다. 만일 수술이 예정되어 있으면 녹음테이프를(지금은 MP3나 핸드폰 등을 활용할 수 있을 것이다. 아래에서 '녹음테이프'를 언급할 때에도 이는 마찬가지이다—옮긴이) 만들어 수술팀에게 주고 수술이 진행되는 동안 틀어달라고 하라. 혹은 요사프가 그랬던 것처럼 치유의 메시지를 적어 수술팀에게 주고 마취가 진행되는 동안 읽어달라고 할 수도 있다.

심상화 훈련이 작동하는 원리는 인체의 착각 현상에서 비롯된다. 우리 몸은 현실과 상상의 차이를 구분하지 못한다. 따라서 심상화를 할 때 자신의 병이 깨끗이 치유되는 모습을 상상하면 당신의 몸은 정말로 병이 치유되고 있다고 착각한다. 이를 이용하여 꾸준한 심상화로 훈련된 당신의 몸은 성공적인 치유를 많이 경험했다고 생각하며, 실제로 수술이나 치료를 받을 때 이미 프로그래밍된 그 결과를 향해 작동한다.

치료를 돕고 병의 회복을 촉진하기 위해서, 병원에 있을 때나 집에 있을 때, 또 치료를 받기 전과 후에도 계속해서 심상화 훈련을 하라. 심상화에 필요한 시간을 갖기 위해 적합한 표지판을 골라 병실 앞이나 커튼에 붙이고 혼자만의 공간을 만들어라. 표지판을 본 병원 직원들은 당신의 치유를 돕기 위해 병실 청소나 쓰레기통을 비우는 일, 체온을 재는 일 등을 잠시 후로 미루어줄 수 있다.

심상화 훈련에 대한 전문적인 도움이 필요하면 명상 전문가나 최면 치료사를 찾아 당신의 기호에 맞는 방식으로 녹음 테이프를 만들어라. 시각적 감각을 좋아하는 사람은 사진이나 영화를 보듯 이미지나 장면을 선명하게 떠올릴 수 있도록 만드는 것이 좋다. 마찬가지로 청각이나 촉각, 후각 감각이 발달한 사람은 각각 소리, 감촉, 향기에 초점을 맞추고 만드는 것이 효과적이다.

출혈이나 기타 생리적 기능 등 특정 문제를 다룬 심상화 테이프를 만들 경우에는 이런 문제와 관련한 웹 사이트 등을 찾아서 참조하라.

» 즉석 스케치

입원하기 전에 병원에서 치료나 수술을 받는 모습을 스케치해 보라. 화가처럼 잘 그리려고 애쓸 필요는 없다. 간단히 크레용 같은 것으로 그리면 된다. 점수가 매겨지는 것도 아니고, 좋고 나쁜 그림이 있는 것도 아니다. 그림 속에는 반드시 내면의 지혜와 영감이 드러나고, 입원했을 때 발생할지 모르는 복합적인 문제나 기대하는 것들이 나타날 수도 있다. 전문가의 도움을 받아 그림을 분석하면 실제로 문제가 생기기 전에 예방하거나 주의를 기울일 수 있다. 가령 의사와 가족이 포함되어 있지 않은 그림을 그렸다면 이들 중요한 사람들이 당신의 입원에 더욱 적극적으로 참여할 필요가 있다. 온통 검정색으로만 그림을 그렸다면 입원과 치료에 대한 자신의 생각과 느낌을 살펴봐야 한다. 그림을 통해 예견된 문제점들은 건강한 심상화 훈련을 유도하는 데 참고할 수 있다.

그림은 또 아이들을 이해하는 중요한 도구가 될 수 있다. 만일 당신이 아이의 입원을 준비하고 있다면 구체적인 지시에 따라 그리는 것뿐 아니라 아이가 자발적으로 취미삼아 그릴 수도 있도록 스케치북과 크레용을 챙겨가라. 그림이 심리 분석에 이용된다는 사실을 알면 아이가 그림을 그리고 싶어 하지 않을 것이다. 따라서 그림에 대한 자세한 내용은 가급적 아이가 모르게 하는 것이 좋다. 자발적으로 자기 기분에 따라 그린 그림은 색깔과 대상에서 아이의 생각과 감정이 고스란히 드러나게 된다. 또한 의사가 미처 의식하지 못한 문제점이나 정확한 진단과 치료에 유용한 해부학적 단서가 드러나기도 한다.

마찬가지로 꿈을 통해서도 당신의 몸이 치료에 어떻게 반응할지 사전에 추측할 수 있다. 그러나 몸과 마음은 언어가 아닌 상징으로 소통한다는 사실을 기억하라. 상징어를 이해하면 치유 여정에 필요한 직관과 무의식의 에너지, 그리고 통찰을 얻고 활용할 수 있을 것이다. 꿈에 대한 해석이나 조언이 필요하면 꿈 치료사나 꿈에 대해 다룬 다양한 책들을 참조하라.

» 경험자들의 지혜를 빌려라

모든 일을 반드시 고통과 시련을 직접 겪으며 힘든 방식으로 배울 필요는 없다. 현인들의 지혜를 살펴보고, 고통스런 순간에 자신을 지탱해 줄 정신적 양식으로 삼아라. 병원으로 가기 전에 시작하는 것이 좋다.

상처가 없는 사람은 없다. 우리는 대부분 삶에 대한 지식은 많이 배우지만 실제로 삶을 '교육받은' 적은 없다. 또한 많은 정보와 사실은 습득하지만 상처를 다루는 방법에 대해서는 배우지 않는다. 따라서 주변 사람들 가운데 시련에 잘 대처하는 사람이 있으면 그 비결을 물어라.

버니 — 의사라는 직업은 나에게 상처이자 스승이었다. 나는 사람을 좋아한다. 그리고 항상 사람들을 돕고 싶은 바람이 있었다. 그래서 의사가 되었다. 그러나 내가 모든 사람을 고칠 수 있는 것은 아니라는 사실을 깨달았을 때의 좌절감과 고통스런 감정을 어떻게 극복해야 할지 몰랐다. 이후 내 직함에 붙은 'M.D.'(Doctor of Medicine, 의학 박사)라는 이니셜은 점차 '나의 질병My Disease'을 의미하게 되었고, 결국 나는 내 질병을 치유할 수 있는 스승을 찾아야 했다.

입원해 있으면 이따금 상처에 대한 감정 처리가 미숙한 사람들을 만나게 될지 모른다. 심지어 어떤 의사나 간호사는 당신에게 거리감을 느끼게 만들 수도 있다. 그것은 당신을 보면서—특히 성별과 나이가 같은 경우—그들 자신도 저렇게 아프다가 언젠가 죽을지 모른다는 사실이 상기되기 때문일 수 있다. 혹은 그들이 도울 수 없었던 사랑하는 사람이나, 의료직을 택한 동기가 되었던 누군가의 질병이 기억나기 때문일 수도 있다.

만일 의료진 중 누군가가 당신에게 거리감을 두거나 불편해한다는 느낌이 들면, 그에 대해 묻고 당신이 그들의 치유를 도울 수 있다고 말하라. 당신의 병은 '그들의' 병이 아니라고 알려줘라. 보살핌을 받고 있는 처지에 다른 사람을 도울 수 있다는 말이 이상하게 들릴지 모른다. 그러나 그냥 "안녕하세요? 오늘 어떻게 지내고 계세요?" 하고 묻는 말로 시작할 수 있다. 혹은 "하시는 일이 많이 힘들 거예요. 제가 안아드릴까요?" 하고 위로의 말을 건넬 수도 있다. 그들의 업무가 당신에게 어떤 도움이 되었는지 표현하는 것도 좋다. 때로 사람들은 자그마한 상징물이나 감사 쪽지에도 크게 감동한다는 사실을 잊지 마라.

만일 당신의 의사가 'M.D.'를 '나의 재량My Discretion' 혹은 '의학의 신Medical Deity'이라는 뜻으로 착각하는 것 같으면, 이때는 당신이 자신의 주장을 분명히 해야 할 때이다. 그런 의사는 환자를 돌볼 준비가 되어 있지 않은 사람이다. 그러나 당신이 레스펀트답게 행동함으로써 그가 쌓고 있는 벽을 허물고 스승이 되어줄 수 있다. 그의 행위를 비난하거나 불평하는 대신 치료에 대해 당신이 느끼고 있는 바를 이야기하는 것으로 시작하라.

| 입원 준비물 싸기 |

» 힐링 물건들

입원 준비물은 평소 휴가를 떠날 때 챙기는 물건들을 참고할 수 있다. "편안한 휴식과 치유에 도움이 되는 것들이 무엇일까?" 자문해 보라. 향이 좋은 아로마, 단순한 장식품들, 개인적으로 소중히 하는 물건, 종교적 상징물 등 병실을 꾸밀 수 있는 소품들을 가져갈 수 있다. 또 명상과 심상화를 돕는 녹음 테이프, CD 플레이어, 그 밖에 힐링이 될 만한 물건 등 입원을 위해 특별히 준비해 둔 아이템들을 챙겨라.

입원하기 전 가까운 사람들과 함께 힐링 물건을 만들 수 있다. 대상물은 자신의 믿음, 경험, 미적 취향 혹은 기호에 따라 자유롭게 결정하면 된다. 어떤 사람들은 만다라(불교의 상징이 든 그림—옮긴이), 퀼트, 모빌 등 다양한 종류의 물건을 선택한다. 자신의 종교적 상징물을 이미 갖고 있는 사람도 있겠지만, 만일 없으면 새로 하나 만들어서 거기에 힐링의 기운을 불어넣어라.

환자복에 핀으로 쉽게 꼽을 수 있거나 병실의 벽과 커튼, 천장에 매달아두고 싶은 물건들을 찾아보라. 병원이나 요양원, 집 등 요양하는 곳이면 어디든 가져갈 수 있는 휴대 간편한 물건이 좋다. 종종 사람들은 여럿이 협력해서 작은 사각형의 천들을 꿰매 퀼트와 같은 힐링 물건을 만들기도 한다. 이것은 표지판을 만들 때 가족과 친구들이 사랑과 격려, 축복을 기원하는 자리에서 함께 만들 수 있다.

>> 음악

음악과 자연의 소리들은 병원의 소음이나 기계음, 어수선한 분위기에 영향받지 않고 평온한 마음을 유지하는 데 효과적이다. 의식적으로 자신이 선택한 소리에 귀를 기울이면 치유에 방해가 되는 잡음들을 듣지 않아도 된다. 많은 연구를 보면 음악은 마음을 진정시키고 위로와 편안함, 감성, 생기를 북돋아주며 병의 회복을 촉진시키는 효과가 있다. 또한 음악은 어디서든 안정적인 삶의 리듬과 균형을 유지하는 데 도움이 된다.

음악은 사랑하는 사람이나 자신의 과거와의 연결 고리가 될 수 있다. 음악적 기억은 우리의 정신 영역 중 회복력이 가장 높은 부분이다. 치명적인 두뇌 손상이 있더라도 음악적 기억은 상당 부분 훼손 없이 보존되어 있으며, 다른 부분에 비해 비교적 빠르게 복구된다.

요사프

내 사촌이 심각한 두뇌 부상으로 반半혼수 상태에 있을 때 나는 병실로 기타를 가져가 노래를 불러주었다. 처음 한두 곡을 연주할 때까지는 아무런 반응이 없었다. 연이어 새로운 곡을 연주하면서 이번에는 어려서부터 사촌이 자주 들어서 정서적으로 깊이 연결된 이스라엘 노래를 부르기 시작했다. 잠시 후 사촌이 입술을 조금씩 달싹이기 시작했다. 두 눈이 감겨 있었지만 사촌은 천천히 히브리 어로 노래를 따라 부르기 시작했다. 기억하라, 사람들은 잠들어 있거나 혼수 상태 혹은 마취 상태에서도 들을 수 있다.

때로는 우리가 고통과 두려움, 슬픔으로 서로를 가장 필요로 하는 순간이 서로 연결되기 가장 어려운 때이기도 하다. 이때 음악은 서로를 이어주는 연결고리가 될 수 있다. 내가 아는 젊은 여성 암 환자가 수술이 불가능하다는 절망적인 소식을 갖고 수술실에서 돌아왔을 때였다. 그녀와 그녀의 어머니는 깊은 절망과 슬픔에 잠긴 채 따로 떨어져 앉아 있었다. 어느 누구도 서로에게 손을 내밀 수 없었다. 잠시 후 그들이 어떤 음악을 틀었다. 그리고 서로를 마주보았다. 곧이어 두 사람이 부둥켜안고 울기 시작했다. 사랑이 병실을 채우며 두 사람의 치유가 시작되었다.

암에 걸린 아버지가 큰 수술을 받고 요양하는 동안 나는 보호자로서 아버지를 돌보며 집에서 멀리 떨어져 있었다. 그때 내 친구들이 위로가 되는 노래들을 골라 녹음한 '힘내요' 테이프를 가져왔다. 그 안에는 바비 맥페린Bobby McFerrin의 〈돈 워리 비 해피Don't worry, Be happy〉 같은 노래들이 담겨 있었다. 몸과 마음이 지쳐 있던 때에 친구들이 갖다 준 음악은 누적된 피로를 말끔히 씻어주는 청량제 같았다. 당신은 자신이 직접 '힘내요' 테이프를 준비하거나 친구들에게 하나 만들어달라고 부탁할 수도 있다. 음악을 직접 녹음해 테이프를 만드는 일은 그들에게 노래와 시를 음미하며 서로의 아이디어를 토론할 수 있는 멋진 오후 시간이 될 것이다. 요즘은 인터넷을 통해 원하는 음악을 쉽고 빠르게 다운받을 수 있다.

» 인터넷 혹은 이너넷

입원할 때 노트북을 가져가야 할까? 우리가 해줄 수 있는 답은 사람마다 다르다는 것이다. 어떤 사람에게는 인터넷이 훌륭한 병상 친구가 될지 모른다. 인터넷은 많은 사람들과 접속할 수 있는 기회를 주고 오락, 음악, 뉴스, 의학 정보, 온라인 게임 등 무수한 정보와 교류 활동을 제공하므로 무료한 시간을 달래는 수단이 될 수 있다. 그러나 우리는 이러한 인터넷 활동이 해가 되지 않는다 하더라도 '업무'의 연장이 되는 컴퓨터 사용은 권하고 싶지 않다.

노트북을 가져갈지 말지 고민하기 전에 당신에게 정말로 필요한 것이 무엇인지 생각해 보라. 입원 기간이나 집에서 요양하는 시간은 모처럼 고요함을 얻을 수 있는 흔치 않은 기회이다. 어쩌면 영적 삶을 체험할 수 있는 최적의 시간일 수도 있다. 질병은 모든 일을 중단하고 '존재함'에만 오롯이 집중할 수 있는 기회를 준다. 또한 질병은 당신만이 할 수 있다고 믿었던 일들을 다른 사람들이 처리할 수 있다는 것을 배울 수 있는 기회이기도 하다. 병이 났을 때는 휴가를 얻기 위해 더 이상 변명하지 않아도 된다. 이제 선물처럼 그 시간이 주어졌다.

많은 시간을 인터넷에서 보내는 대신, 랍비 잘먼 스캐터-살로미 Zalman Schacter-Shalomi가 말하는 자기와의 접속, 즉 '이너넷innernet' 시간을 고려해 보라. 그곳에서 당신은 깊은 내면의 고요함을 만나고, 세상에서 가장 달콤하고 경이로운, 때로는 공포스러운 침묵의 소리(영혼의 소리)를 들을 수 있을지 모른다.

>> 베드스케이프

평온함과 위안을 주는 자연 풍경화 베드스케이프Bedscapes와 자연의 소리가 담긴 녹음 테이프는 많은 사람들의 치유에 도움이 되고 있다.

요사프 1990년대 중반부터 나는 입원 환자들에게 자연의 소리를 녹음한 테이프와 병실의 벽이나 커튼에 매달 수 있는 자연 풍경화를 나눠주기 시작했다. 임상 실험을 통해 이들 베드스케이프는 환자가 경험하는 통증의 정도와 스트레스를 급격히 감소시키는 것으로 나타났다. 베드스케이프는 현재 호스피스 병동과 요양원 및 병원 50여 곳 이상의 중환자실과 일반 병실에 보급되어 있다. 환자의 기호에 따라 원하는 경치와 음악을 선택할 수 있으며 내가 운영하는 웹 사이트 www.Bedscapes.com을 방문하면 온라인으로 구매할 수 있다.

» 기타 일용품들

입원 준비물로 세면도구와 수건 등 생활용품이나 개인적 소지품들, 좋아하는 꽃이나 종교적 상징물, 푹신한 곰 인형, 책, 악기, 가족사진, 시계, 위안과 애착을 느끼는 개인용 베개와 담요, 핸드폰과 충전기 등을 가져갈 수 있다.(이외 탁상 달력, 화장지, 물티슈, 슬리퍼, 속옷, 양말, 모자, 손톱 깎기 등을 챙길 수 있다.—옮긴이)

집게 핀과 기다란 끈을 가져가면 병실에 '러브 라인'을 만들 수 있다. 병실 커튼이나 벽에 긴 끈을 달아놓고 사진이나 엽서, 영감을 주는 격언들, 유머나 기도, 위로, 용기, 격려의 메시지 등 기분을 끌어올릴 수 있는 것들을 매달아라. 병원 음식이 마음에 들지 않거나 치유에 도움이 되지 않을 때 대용할 수 있는 건강한 먹을거리도 챙겨가면 좋다.

주변에 놓아두면 요긴하게 쓸 수 있는 실용적인 물건들을 생각해 보라. 가령 거울, 핸드로션, 바디로션, 수면 마스크, 사인펜, 매직펜, 접착제나 양면테이프, 메모용 색인 카드 혹은 포스트잇(감사 쪽지를 쓸 때 사용), 귀마개 등이 필요할 수 있다. 또 "품질 보증인" "당신이 변화를 만듭니다" "VIP"(매우 중요한 환자가 아니라 사람Very Important Person, not Patient) 등 재치 있는 문구를 수놓은 실내 가운을 가져갈 수도 있다. 아울러 전자레인지로 덥히거나 냉장고에 넣었다가 사용할 수 있는 찜질용 약초 팩도 챙겨라. 냉온 찜질팩은 진정 효과를 위해 어느 때든 효과적으로 사용할 수 있으며, 특히 눈 부위에 올려두면 편안함과 위로감을 준다.

호루라기나 딸랑이, 매직펜 그리고 물총이 구비된 '시걸 세트Siegel Kit'(버니 시걸이 입원 환자들에게 권하는 준비물 세트—옮긴이)도 챙겨라. 호루라기나 딸랑이는 병실에서 당신이 호출 버튼을 누르고 한참을 기다려도 와주는 사람이 없을 때 유용하게 쓸 수 있다. 매직펜은 수술 혹은 몸에 기구를 넣거나 칼을 대는 진단 및 치료를 받아야 할 때 몸의 해당 부위에 표시하기 위해 필요하며, 물총은 신성한 당신의 공간과 시간을 존중하지 않거나 불친절한 사람들에게 경고할 때 효과적으로 이용할 수 있다.

사랑하는 사람들의 사진은 치유하는 동안 당신에게 위안을 줄 수 있다. 그러나 '자기 자신'의 갓난아기적 사진이 의외로 놀라운

효험을 발휘할 수 있다는 사실을 아는 이는 많지 않은 것 같다. 아기 사진을 싫어하는 사람은 거의 없다. 심지어 잔뜩 화가 난 얼굴로 병실에 들어오는 사람조차도 "이 아기는 누구예요?"라고 물을 것이다. "접니다!"라고 대답할 때 그들의 표정이 어떻게 바뀌는지 보라.

또 자신이 존경하는 사람의 사진을 머리맡에 둘 수도 있다. 특히 지혜와 용기, 강인함, 유머, 믿음, 평화로움 등 현재 당신의 치유 여정에 필요한 자질을 상기시켜 주는 사람의 사진이면 좋다.

비록 애완동물을 병원에 데려갈 수는 없지만 장기간 입원해야 할 경우 이들 애완동물의 병문안을 고려할 수 있다. 만일 병실까지 데려오는 것이 허용되지 않는다면 병원 복도나 현관에서 만날 수도 있다. 방문 전 가족이나 팀원들이 목욕을 시키고 수의사의 검진을 받아야 할 것이다. 요즘은 애완 요법이 널리 인정되는 추세이기 때문에 병원에서도 반려 동물의 방문을 예전보다 많이 허용하는 편이다.

문병객들을 '준비 물품'에 포함시킬 수는 없지만 그들은 당신의 치유에 빠져서는 안 될 필수품이다. 그러므로 가급적 많은 문병객을 허용하라. 그러나 레스펀트는 매순간을 주체적으로 결정한다는 사실을 기억하라. 당신은 자신이 만나고 싶은 사람과 시간을 선택할 수 있다. 또한 그들이 필요할 때는 망설이지 말고 곁에 있어달라고 부탁하라.

어린아이가 입원할 경우 가장 효과적인 치료제는 사랑이다. 자주 껴안아주고 쓰다듬어주는 것이 처방약이나 주사보다 효과적이다. 되도록이면 밤이든 낮이든 아이의 곁을 떠나지 마라. 부득이 자리를 비워야 한다면 반드시 아이에게 그 이유를 설명해 주고 정확히 언제 돌아오는지 구체적으로 알려주라. 당신의 음성이 녹음된 사랑의 메시지나 아이가 좋아하는 음악 혹은 자장가를 녹음한 테이프를 침대 머리맡에 두고 간호사에게 틀어주라고 부탁하라.

버니 — 병실에 전화기가 비치되어 있다고 해서 벨이 울릴 때마다 응답해야 한다는 뜻은 아니다. 전화는 배우자, 자녀, 친구, 동료 등 당신이 통화하고 싶은 특정한 사람들만을 위해서 사용할 수 있다.

원하지 않으면 전화를 받지 않아도 될 뿐 아니라 오히려 치유의 기제로 이용할 수도 있다. 어떤 불교 단체에서는 종이 울리면 사람들이 일제히 하던 일을 멈추고 호흡에 집중한다. 우리는 전화 벨을 사원의 종소리처럼 이용할 수 있다. 벨이 울리면 알아차림의 신호로 여기고 고요함과 편안함을 상기하며 호흡하라. 아니면 벨소리를 꺼두고 자동 응답기를 틀어둘 수 있다. 단지 벨이 울린다고 해서 응답해야 한다는 의무감을 갖지 마라. 세상의 모든 문제들을 당신이 책임지려 애쓸 필요는 없다.

언젠가 한 여성은 내게 자신이 자살을 계획하고 있을 때 전화벨이 울렸다고 말했다. 그녀는 "저는 전화를 받으러 가는 중에 자살할 필요가 없다는 사실을 깨달았어요. 그 대신 전화 받기를 멈춰야 했을 뿐이죠"라고 말했다.

입원을 준비하는 동안 병원으로 가져갈 마음가짐에 대해서도 생각해 보라. 레스펀트는 자신의 믿음과 태도를 결정할 수 있다는 사실을 기억하라. 인생의 10퍼센트가 당신에게 일어나는 일이고, 그것에 어떻게 대응하느냐가 나머지 90퍼센트이다. 행복은 밖에서 구할 수 있는 것이 아니다. 만일 행복하지 않다면 변화를 만들어라. 스스로 해결할 수 있는 일이면 자신을 불행하게 만드는 그 문제를 고쳐라. 그럴 수 없다면 그 문제에 대한 당신의 생각과 태도를 바꿔라. '알코올 중독자들의 모임Alcoholics Anonymous(AA)'에서는 회원들 간에 힘든 일은 모두 신에게 맡기라고 충고한다. 당신도 한번 해보라. 아니면 헬렌 켈러가 말한 대로 "해가 비치는 쪽으로 고개를 돌려라. 그러면 그림자가 보이지 않는다." 삶에 대한 자세를 바꾸고 싶을 때 주변 사람들에게 그 이유와 상황을 설명해 주면 좀 더 많은 지지와 호응을 얻게 될 것이다. 당신은 언제나 평화를 선택할 수 있다.

끝으로 병원에 절대로 가져가서는 안 되는 것들이 있다. 이들은 실제로 챙겨가는 물건만큼이나 중요하다. 커다란 배낭에 걱정거리와 아직 끝내지 못한 불완전한 일들을 모두 담아 한쪽 구석에 남겨놓아라. 우리는 완전하지 않으며 누구나 배움의 과정 속에 있다. 불완전한 일들로 완벽한 입원 준비에 흠집을 내지 마라. 다음 사실을 기억하라.

- 어떤 삶을 살아왔든 나는 치유될 권리가 있다.
- 나는 소중하며 존엄한 존재이다.
- 나는 내 삶의 주체가 될 수 있다.
- 이 시간이 지나면 좋은 일이 생길 것이다.
- 모든 저주에는 축복이 함께한다.

| 힐링 성소 만들기 |

만일 충분한 시간이 있고 건강한 입원을 위해 좀 더 철저히 준비하고 싶다면 자기만의 맞춤식 힐링 성소를 계획할 수 있다. "병원이 힐링 장소 아닌가요? 성소가 왜 필요하죠?"라고 묻고 싶을지 모른다. 그러나 사실 오늘날의 병원은 가히 기적에 가까운 모순과 역설의 산물이다. 병원은 당신에게 감각 과부하, 지각 상실, 사회적 고립, 사적 공간과 시간의 결핍 등을—이 모든 것을 동시에 한꺼번에—제공한다. 그야말로 기 막히는 기적이라 해도 과언이 아니다. 그러나 당신에게 필요 없는 기적은 준비를 통해 피할 수 있다.

흥미로운 힐링 모델로 공항에서 맨해튼 거리까지 가는 사이에 간간이 설치된 이동식 마사지 룸을 떠올려보라. 끊임없이 오가는 차들의 소음과 매연, 도로변에 늘어선 현란한 간판들, 분주히 오가는 행인들로 아우성치는 도심 한복판에 오롯이 서 있는 마사지 성소들이 사람들의 이목을 끈다. 잠깐씩 휴식을 즐기려는 행인들은 차도 옆에 세워진 마사지 룸으로 들어가, 1분당 1달러짜리 힐링 마사지를 10분 단위로 구매한다. 대부분의 사람들은 너무 바빠 성소에 들를 시간을 내지 않는다. 그러나 입원을 앞두고 있는 당신은 이제 힐링이 최우선 순위가 되었다.

만일 마사지사가 도로변에 힐링 성소를 만들 수 있다면 당신도 병원에 자신의 성소를 만들 수 있다. 점점 더 많은 환자들이 전문가의 도움 없이 자기만의 맞춤식 성소를 만들고 있다. 원한다면 당신도 그들의 방식을 모방할 수 있다. 그러나 진정한 위안과 치유 효과를 가지려면 개인적 욕구와 기호에 맞는 공간을 만들어야 한다. 성소를 만들기 위한 첫 단계로 치유에 도움이 될 만한 이미지를 연상해 보라. 그런 다음 종이와 연필, 크레용을 가지고 메모를 하거나 자신이 상상한 성소를 스케치하라. 풍부한 아이디어의 원천인 꿈에서 힌트를 얻을 수도 있다.

아래의 조언과 질문은 성소를 만들기 위한 아이디어를 구체화하는 데 도움이 될 것이다. 질문들에 모두 다 맞추려고 애쓸 필요는 없고, 음식점 메뉴처럼 기호에 맞는 항목만 골라서 이용하라. 우선

대강 훑어보고 구미가 당기는 것들부터 시작하라.

| 치유적인 환경 만들기 |

평소 주변에 놓아두면 기분이 좋아지는 물건들을 생각해 보라. 유난히 포근하고 편안함이 느껴지는 물건들이 있는가? 가장 최근에 지독한 독감으로 며칠 동안 꼼짝없이 집 안에 갇혀 있었던 때를 떠올려보라. 온종일 방 안에 누워 있으면서 특히 위안이 되었던 물건은 무엇인가? 어떤 베개를 사용했는가? 핸드로션이나 양초, 아로마, 음악, 화초는 어떤 종류였는가? 누가(사람이나 애완동물) 곁에 있어주기를 바랐는가? 실내 조명의 밝기는 어땠는가? 휴식과 숙면을 돕고 편안함을 느끼게 해준 것은 무엇이었는가?

기억나는 물건들 가운데 일부는 병원에 가져갈 수 있을 것이고, 반려 동물처럼 특별한 준비와 협상이 필요한 것도 있을 것이다. 우선 가능한 물건들은 챙기고, 새로 장만해야 하는 아이템은 메모지에 적어 준비물 리스트를 만들어라. 나중에 문병객들에게 이 리스트를 보여주면 고마워할 것이다. 당신을 도울 수 있는 구체적인 아이디어를 제공해 줄 때, 당신은 그들에게 선물을 주는 것이나 진배없다.

힐링 성소의 모습은 사람마다 제각기 다르지만, 공통적으로 안전과 보호, 위안 등의 특성을 갖고 있다. 이 같은 특성을 구현할 수 있는 이미지로 어떤 모습이 연상되는가? 어떤 사람들은 "쾌청한 가을 하늘에 둥둥 떠다니는 뭉게구름 같다. 한없이 자유롭고 평화로우며 부드럽고 포근한 사랑이 느껴진다"고 말한다. 또 다른 사람들은 "미풍이 불어오는 나무 그늘 아래 새들의 노랫소리를 들으며 그물 침대를 치고 누워 있는 것 같다"고 표현하기도 한다.

분석적 사고를 좋아하는 사람들은 '성소'의 의미를 찾아보고 싶을지 모른다. 성소는 "은밀하거나 성스러운 장소, 망명지 혹은 보호구역, 야생 동물이 새끼를 낳거나 사냥꾼들로부터 안전하게 피신하는 곳, 법외 구역"으로 사전에 정의되어 있다. 언어가 참 흥미롭다고 생각되지 않는가? '성스러운, 신성한, 면제된, 피신, 망명'이라는 단어들을 주목해 보라. 피신처는 바로 당신의 병원 침상이다. 누구 혹은 무엇이 당신을 피신하게 만드는가? 당신의 사냥꾼들은 무엇을 원하는가? 그들이 사냥하는 것은 무엇인가? 당신은 사냥꾼들로부터 자신을 어떻게 보호할 수 있는가?

성소는 당신—인간이라는 동물—이 안전과 보호를 느낄 수 있는 장소여야 한다. 어떻게 하면 그와 같은 느낌을 가질 수 있을까? 보호해 주는 듯한 느낌을 주는 것에는 어떤 것들이 있는가? 치유를 돕는 것들은 무엇인가? 해답을 찾고자 할 때 이따금 정반대로 질문해서 답을 구할 수도 있다. 가령 치유에 방해가 되는 것들이 무엇인지 물어보라. 보호의 느낌을 주지 못하는 것들은 무엇인가?

치유에 도움이 되지 않는 것들은 무엇인가?

유난히 평온하고 고요함이 느껴졌던 순간을 떠올려보라. 그곳이 어디였는가? 그곳에서 특별히 기분 좋게 느껴졌던 것은 무엇인가? 어떤 기분이 들었는가? 그때를 회상하면 연상되는 노래나 음악이 있는가? 있다면, 리듬에 따라 노랫말을 조용히 흥얼거려 보라. 그 안에 당신을 위한 메시지가 있는가? 클래식이나 재즈 음악처럼 좀 긴 연주곡은 어떤가? 지금 당신이 떠올린 그 음악이 앞으로 당신의 성소에 에너지와 희망을 불어넣는 배경 음악이 되어줄 것이다.

치유와 관련된 테마나 분위기가 담긴 영화 혹은 연극을 생각해보라. 가슴에 감동적으로 와 닿던 영화가 있는가? 유난히 기억에 남는 장면이 있는가? 깊이 공감한 대사는 무엇이고 그 영화의 등장인물, 주인공은 누구였는가? 이들은 당신의 성소에 어떤 비전vision을 제시할 수 있는가?

이와 같은 질문에 답하면서 성소를 특징지을 수 있는 단어 여섯 개를 떠올려보라. 떠올린 각각의 단어 옆에 그 단어의 의미를 담고 있는, 당신이 연상할 수 있는 물건들의 이름을 적어보라. 그것들은 어쩌면 당신이 선호하는 아로마 향이나 음악 혹은 직물 같은 감각적인 물건들일지도 모른다.

생각해 낸 아이템들은 입원하기 전에 당신이 직접 혹은 가족이나 친구 등 팀원들이 준비할 수 있다. 아울러 성소를 대표할 수 있는 상징물을 찾아보라. 병실의 커튼이나 벽에 걸 수 있는 그림일 수도 있고, 팀원들과 의논해서 새로 하나 만들 수도 있다. 만일 벽에 걸어둘 그림을 원한다면 성소의 분위기와 치유의 느낌이 가장 많이 담겨 있으면서 평온한 기분을 유도하거나 강화시켜 주는 것을 선택하라.

우리는 병원과 같은 혼란스런 환경에서 자기만의 오아시스를 만든다는 것이 말처럼 쉬운 일이라고는 생각하지 않는다. 그러나 결코 불가능한 일은 아니다.

요사프 — 내 아내 슈라는 병원에 입원해 있는 동안 병실을 성소처럼 꾸미고 나자 간호사들이 점점 더 많은 시간을 자기 곁에서 보낸다는 사실을 알았다. 그들에게도 힐링 공간이 필요했던 것이다.

버니 — 나 역시 진료소에서 이와 비슷한 현상을 보았다. 간호사들은 휴식이 필요할 때 휴게실보다는 힐링 소품들로 장식된 상담실에 앉아 쉬는 것을 더 좋아했다.

| 입원 준비를 못했을 때 |

설령 갑작스런 사고나 응급 상황으로 입원 준비가 되어 있지 않더라도 여전히 건강한 입원 생활을 할 수 있다. 알든 모르든 당신의 모든 삶은 치유를 위한 준비였다. 그동안 어려움을 겪으며 배운 교훈들, 다른 사람들을 통해 깨달은 삶의 지혜가 있다면, 당신은 그 어떤 것에든 준비가 되어 있는 셈이다. 만일 비축해 둔 교훈이 없거나 삶이 영원하지 않다는 사실을 한 번도 관조해 본 적이 없다면 몹시 당황스러울 것이다. 그러나 기억하라, 치유를 시작하기에 너무 늦은 때란 없다.

만일 당신이 지금 병원에 있다면, 그리고 표지판과 힐링 물건, 지원팀 등 아무것도 준비하지 못했다면, 지금부터라도 시작할 수 있다. 가족과 친구 등 가까운 사람들을 불러 모아 지원팀을 꾸리고 스케치, 심상화 훈련, 성소 만들기를 시작하라. 모든 것을 완벽하게 빠짐없이 준비하려고 애쓸 필요는 없다. 완벽성을 평가받는 것이 아니다. 입원은 완벽의 문제가 아니라 생존에 대한 것이다. 자기 삶에 대한 책임감을 갖고 주체적인 입장에서 적극적으로 치료 과정에 참여하여 생존자가 되는 것이 중요하다. 지금 당신이 처한 상황에서 주체가 되는 일부터 시작하라. 병을 고치고 치유하기 위해 지금 당신이 할 수 있는 일이 무엇인지 생각해 보라.

다음 장에서 우리는 병원이라는 환경에 초점을 맞춰 그곳에서 당신이 치유를 위해 어떻게 적응하고 무엇을 해야 하는지 이야기할 것이다.

4

입원: 병원에서 잘 살아가는 법

사랑이 없으면 진정한 치유를 경험할 수 없다. 그러나 불행히도 당신은 병원에서 사랑과 정반대의 현실에 부닥칠지 모른다. 무슨 말인지 헷갈린다면, 사랑의 반대는 증오나 두려움이 아니라 무관심이라는 사실을 기억하라. 입원 전 당신은 레스펀트로서 준비할 수 있었다. 그러나 일단 병원 문턱에 들어서면, 그리고 사람들이 당신의 진단에 대해서만이 아니라 인간으로서의 욕구에도 관심을 기울여 주길 바란다면 '계속'해서 레스펀트답게 행동해야 한다.

입원 전 '착한 환자good patient'가 되기 위한 준비는 하지 않았던 이유를 생각해 보라. 간호사들에게 '착한 환자'라고 인정받는 사람들은 가장 빨리 죽는 사람들이다. 착한 환자들은 그들에게 처방해

준 치료와 수술을 받으며 말없이 순종한다. 그리고 화내거나 불평하지 않고 고통과 통증, 불만을 꾹 참는다. 그들은 어떻게든 침착하고 절제된 모습을 보여 좋은 인상을 심어주려고 애쓴다. 우리는 그러한 것들이 훌륭한 자질이라고 배웠다. 그리고 그러한 자질이 있어야 의료진이 치료와 간호를 더 잘해줄 것이라고 착각한다. 그러나 그러한 '훌륭한 성품'이 당신을 죽일 수 있다.

마땅히 받아야 할 보살핌을 받기 위해 주체적으로 행동해야 한다는 말은 채찍을 휘두르는 동물 사육사처럼 행동하라는 뜻이 아니다. 주체적인 태도는 다른 사람들을 괴롭히며 적대감을 형성하는 일이 아니다. 오히려 그와 반대로 주체적인 사람은 언제나 사랑이 최고의 무기라는 것을 안다.

버니 — 수년 전 나는 공항에 갈 때마다 항공사 직원과 휴대용 가방의 크기를 놓고 실랑이를 벌이곤 했다. 매번 나는 내 가방의 크기가 기내의 의자 밑으로 들어갈 수 있는 규격이라는 것을 보여주어야 했다. 내가 옳다는 사실을 늘 입증해 보일 수 있었지만 단 한 번도 나는 언쟁으로는 이겨본 적이 없었다.

그러던 어느 날 여느 때처럼 탑승을 준비하고 있을 때, 그동안 내가 가르치던 것을 한번 연습해 봐야겠다는 생각이 들었다. 그것은 나의 전략을 바꾸는 것이었다. 그래서 이번에는 예전처럼 호전적으로 검색대 앞에 서는 대신 진지한 눈빛으로 항공사 직원을 쳐다보며 말했다. "당신의 도움이 필요해요." 그러자 그녀는 아무 말 없이 나를 통과시키고 내 뒤에 줄서 있던 다른 승객과 똑같은 언쟁을 벌이기 시작했다.

병원에서 무관심이나 소홀한 대접을 받을 때 역정을 내거나 불쾌하게 여기며 냉소적으로 대응할 필요가 없다. 버니가 항공사 직원에게 그랬던 것처럼 원하는 것을 진지하게 단도직입적으로 요청하라. 당신의 목표는 옳고 그름을 따져 이기는 것이 아니라 원하는 것을 얻고 자신이 욕구가 있는 인간이라는 사실을 알리는 것이다.

| 주체적인 환자가 해야 할 일 |

'주체적이라는being empowered' 말은 자신이 무엇을 하려는지 알고 있거나 알아낸다는 뜻이다. 밖에 있을 때 당신은 무슨 내용인지도 모르는 계약서에 무조건 서명하지 않았을 것이다. 병원에서도 마찬가지다. 수술이나 다른 의료 치료들을 허락하기 전에 반드시 자세한 사항을 모두 이해했는지 확인하라. 예를 들어 맹장 수술에 동의한다면 마취에도 동의한다는 뜻이다. 따라서 당신은 수술과 마취라는 두 가지 사안을 모두 이해해야 한다. 수술에 따른 부작용과 합병증, 예측되는 결과와 효능 등 자세한 사안들을 구체적으로 질문하라. 그런 다음 당신이 이해한 내용들을 생각해 볼 시간을 달라고 하라. 만일 의료진이 수술 직전에 두려움을 유발하는 새로운 정보를 준다면 수술을 취소하라. 그리고 모든 것을 심사숙고한 뒤 주치의 및 집도의와 다시 수술 날짜를 상의하라. 겁먹은 환자는 수술실에서 심장마비를 일으킬 확률이 높다. 말 그대로 무서워 죽을 수 있다는 뜻이다.

어쩌면 당신은 '전문가들이 어련히 알아서 잘 하겠지'라고 믿으며 구태여 서류를 읽어볼 필요가 없다고 생각할지 모른다. 그러나 당신의 생명이 달린 일을 '당신'도 알아야 한다. 모든 서류를 꼼꼼히 살피고, 이해가 안 되는 것은 질문하라. 치료 동의서에 서명한다는 것은 많은 위험에도 동의한다는 뜻이다.

버니 — 자궁 절제술을 받기로 수술 동의서에 서명한 여성을 수술실에서 만났을 때였다. 그녀는 이미 정신이 혼미한 상태에 있었다. 결국 나는 수술에 필요한 최종 서명을 요구할 수 없었고, 부득이 수술을 연기해야 했다. 만일 그녀가 수술 전날 밤 읽어보라고 준 서류를 정말로 읽어보았더라면 그와 같은 일은 일어나지 않았을 것이다.

긴급 상황이 아닌 한 주변 사람들을 물러나게 한 뒤, 충분한 시간을 갖고 주치의와 단독으로 치료와 관련한 사안들을 의논할 수 있다. 물론 생명이 위태롭거나 의사소통이 불가능한 상황이라면 어쩔 수 없지만, 그런 경우라도 당신의 가족이나 친척이 그들이 알고 있거나 신뢰하는 의사와 상의할 시간은 가질 수 있다.

>> 당신을 치료하는 의사가 누구인지 물어라

당신은 의료진에게, 특히 M.D.를 '의학의 신Medical Deity'이라는 뜻으로 믿는 의사들에게는 질문하는 것이 망설여질지 모른다. 그러나 주체적인 환자는 자신을 치료하는 사람의 자격에 대해 묻는 것이 환자로서의 당연한 의무이며 권리라는 사실을 알고 있다. 당신의 치료를 책임진 사람들이 실수할 수 있다는 사실을 힘든 방식으로 배우지 마라. 당신은 병원의 평판과 자신을 치료하는 사람들의 자격에 대해 당연히 알아야 할 권리가 있으며, 이는 환자로서의 책임이기도 하다.

당신을 치료하는 의사에게 정식 면허가 있는지, 전문의 수련을 마쳤는지 묻고, 특정 치료나 수술에 대한 경험과 실력 부족, 오진과 의료 사고 혹은 부당 행위 등으로 병원에서 의료 시술에 대한 범위를 제한받고 있지 않은지 확인하라. 그 밖에 다음과 같은 질문을 할 수 있다. "제가 앓고 있는 질병을 치료한 경험이 얼마나 되었습니까?" "다른 환자들과 비교할 때 당신이 치료한 환자들은 어땠습니까?" "제가 당신의 치료를 거부하거나 받아들일 때 각각 어떤 결과가 예상됩니까?" "치료에 대한 합병증이나 부작용은 무엇입니까?" "제가 각오해야 할 위험이 있다면 무엇입니까?" 또한 현재 입원해 있는 병원에서 자신이 갖고 있는 질병에 대한 치료나 수술이 얼마나 자주 시행되고 있는지 물어라. 그리고 똑같은 진단과 치료법을 제안받은 환자들과 이야기를 나눌 수 있게 해달라고 부탁하라. 그런 다음 그들로부터 의료진과 치료에 대한 그들의 의견과 경험을 알아내라.

다시 말하지만 질문을 하는 것은 결코 적대적인 행위가 아니다. 이와 같은 질문을 할 때 의료진이나 수술팀에게 그들을 겨냥해 부정적인 감정이나 위협, 두려움을 표출하는 것이 아님을 알게 하라. 질문을 해야 하는 이유는 당신이 치료받는 주체이기 때문이며, 자신의 치료에 적극 동참해야 하고, 모르는 것이 있으면 제안받은 치료에 동의할 수 없기 때문이다.

당신의 직관은 의료진이 어디까지 재량을 행사할 수 있는지 묻고 당신이 주체적인 결정을 내릴 수 있도록 돕는 도구가 될 수 있다. 당신의 직관으로 과연 어떤 치료법이나 선택이 자신에게 옳은지 판단하라. 만일 당신이 검사를 받기 위해 기다리고 있을 때 절차가 늦어지거나 지연된다면 일어나 나갈 수 있다. 그것이 자신을 위해 옳다는 느낌이 든다면 말이다. 그러나 먼저 당신의 감정을 살펴보라. 정말로 나는 자리를 뜨는 것이 옳다고 느끼는가 아니면 늦어지는 것에 짜증이 난 것인가? 기다리는 동안 혹시 누군가로부터 자신의 생명을 구할 만한 조언이나 추천을 받게 될지도 모른다.

>> 귀찮은 환자가 되어라

입원해 있는 동안 병원 생활을 어떻게 해야 하는지 잘 모르겠다면 어느 여성 암 환자가 버니에게 들려준 '골칫덩이' 이야기를 떠올려보라. 하루는 그녀의 아들이 학교에서 돌아와 선생님이 자기를 '골칫덩이'라로 부른다며 무슨 뜻이냐고 물었다. 당연히 그녀는 이튿날 학교로 달려가 왜 그랬는지 따져 물었다. 그러자 선생님이 환하게 웃으며 답했다. "어머니는 참 똑똑한 아드님을 두셨어요. 언제나 자기 주장이 뚜렷한 아이예요. 여느 또래 애들과는 달리 거침없이 질문도 잘하고, 모르는 게 있으면 끝까지 캐물어서 알아내야 직성이 풀리는 아이죠. 때로는 제가 곤욕을 치를 때도 있답니다. 그래서 제가 가끔 저희 교실의 '골칫덩이'라고 부르죠." 훗날 그 아이의 어머니가 암 치료를 받기 위해 병원에 입원했을 때, 필요한 치료와 간호를 받으며 건강하게 살아남으려면 '골칫덩이' 환자가, 곧 귀찮은 환자가 되어야 한다는 사실을 깨달았다.

앞서 3장에서 소개한 '시걸 세트'는 귀찮은 환자가 되도록 도와줄 것이다. 호출 버튼을 누르고 한참을 기다려도 아무런 대답이 없으면 호루라기나 딸랑이처럼 소리 나는 물건을 이용하라. 수술 혹은 몸에 기구를 넣거나 칼을 대는 진단 및 치료를 받으러 가기 전 매직펜으로 해당 부위에 표시하라. 불친절하거나 당신의 존엄성을 침해하는 사람들에게 물총을 사용하라.

입원 전 준비한 물건들 가운데 일부는 지금 유용하게 쓰일 수 있을지 모른다. 'VIP'(매우 중요한 환자가 아니라 사람Very Important Person, not Patient)라는 이니셜이 새겨진 특별한 가운이나 티셔츠를 꺼내고, 치유적인 분위기를 북돋고 안정감을 줄 수 있는 사진들과 집에서 가져온 소품들을 진열하라. 자연 풍경화를 걸어라. 음악, 아로마 향, 그리고 심상화 테이프를 이용하고 힐링 환경을 만들어라. 농담과 유머 감각을 꺼내라. 병원 직원과 방문자 들에게 당신의 치유를 도울 수 있는 방법을 알리기 위해 병실 문이나 커튼에 표지판을 달아라.

» 치유의 길을 올바로 가고 있는지 점검하라

투병하는 동안 당신은 치유의 길을 가기 위해 의도적인 선택을 할 수 있다. 정신과 전문의 조지 솔로몬George Solomon은 생존 가능성이 높은 환자의 특성을 조사하기 위해 일련의 설문들을 고안했다. 그중 몇 가지는 이미 우리가 1장에서 주체적 태도를 논의하며 다룬 바 있다. 어떤 삶을 살아가고 있는지 묻는 이 설문들은 누구나 고려해 볼 만한 가치가 있지만, 특히 건강의 위기에 직면해 있는 사람들에게는 매우 중요하다. 그러므로 아래의 설문들을 읽고 답하면서 자신이 올바른 치유의 길에 있는지 살펴보라. 이 질문들을 명상이나 기도 혹은 심상화에 참고하면 도움이 될 것이다.

- "나는 일과 일상 활동, 가정 생활, 관계에 의미를 느끼는가?" 착하

게 사는 것과 올바르게 사는 것은 다르다. 어떻게 봉사하고 사랑할 것인지 의도적으로 선택하고 결정하라. 이것은 당신의 선택이다. 다른 누군가가 대신 결정해 주기를 바라지 마라.

- "나는 내 자신을 보호하기 위해 적절히 화를 표현할 수 있는가?" 만일 소홀한 취급을 받거나 존엄성이 침해되면 당당하게 이의를 제기하거나 물총을 사용하라. 다른 사람과의 마찰이 두려워서 화를 속으로 삭이면 병을 더 키우게 될 것이다. 분노와 억울한 마음, 증오심을 내면에 쌓게 되면 자신은 물론 주변 사람들도 다치게 된다.
- "나는 외롭고 힘들 때 친구와 가족에게 이야기하고 도움을 청할 수 있는가?" 배려심과 인내심은 전혀 다른 문제이다. 자신의 고통을 공유하고 다른 사람들이 치유를 돕게 해야 한다. 만일 다른 사람을 배려하기 위해 참거나 자신의 고통을 부인한다면 스스로를 해치게 될 것이다.
- "나는 친구와 가족의 지원이 필요할 때 부탁할 수 있는가?" 사람은 누구나 도움을 주고받아야 하는 존재이다. 부탁하기를 두려워하지 마라. 가족과 친구들에게, 당신이 신세를 지고 싶지 않지만 도움이 필요하며, 부담된다면 거절해도 좋다고 말하라.
- "나는 누군가의 부탁을 받았을 때 원하지 않거나 해줄 수 없다면 거절할 수 있는가?" 이것은 당신은 물론 당신의 팀원들에게도 중요한 사안이다. 핵심은 서로가 옳다고 느끼는 것을 행하는 것

이다. 사랑의 마음에서 우러나온 선물은 주는 쪽과 받는 쪽 모두에게 이롭지만, 의무감이나 죄책감에서 비롯된 도움은 관계를 손상시킨다. 건강하려면 거리낌 없이 거절의 말을 할 수 있어야 한다.

- "나는 다른 사람의 처방전과 아이디어를 따르는 대신 내 자신의 뜻에 따라 옳다고 믿는 것을 선택하는가?" 죽음을 피하기 위해 당신이 어떤 고통을 겪어야 하는지, 어떤 치료를 받아야 하는지 다른 사람들이 결정하게 하지 마라. 주체적인 자기 의지로 치료를 선택할 때 부작용의 정도와 가능성 또한 줄어든다. 삶은 산고産苦이지만, 새로운 생명을 탄생시키기 위해 어떤 고통을 감내할 것인지는 당신이 선택할 수 있다.
- "나는 좋아하는 일이나 취미가 많이 있는가?" 시간의 흐름을 잊게 만드는 무엇인가에 몰두해 있을 때 당신의 몸과 마음은 가장 건강한 상태에 있게 된다.
- "나는 한번 우울해지면 그 상황을 바꾸지 못하고 오랫동안 우울한 상태로 있는가?" 자기가 우울한 것에 대해 우울해하지 마라! 앞서 1장에서 말했듯이 배고픔이 당신에게 음식을 찾게 하는 것처럼, 고통을 이용하여 당신의 감정을 전환하면 생산적인 우울감이 될 수 있다.
- "나는 내 삶에 주어진 역할(아내, 남편, 부모, 좋은 친구)을 해내야 한다는 의무감 때문에 진정한 내 자신의 욕구를 억누르고 있는

가?" 역할을 살아가는 사람은 역할에 대한 필요가 사라지면 삶도 끝나게 된다. 자기 자신을 기능으로 제한하는 대신 본연의 진정한 자아를 찾아 그 자아의 삶을 살아야 한다. 나의 존재는 무엇이고 진정으로 내가 원하는 것은 무엇인지 생각해 보라.

만일 당신이 처음 일곱 개의 질문에 '예', 나머지 두 개에 '아니오'라고 답했다면 당신은 이미 치유의 길에 있다고 할 수 있다. 만일 그렇지 않다면 이제부터 당신이 해야 할 일이 무엇인지 알았을 것이다.

| '올바른' 선택하기 |

지금까지 우리는 주체성의 중요성에 대해 이야기했고 주체적인 자세를 갖는 방법도 소개했다. 그러나 이미 알아차렸을지 모르지만, 주체적이 될 때 구체적으로 어떤 선택을 하는지에 대해서는 언급하지 않았다. 그 이유는 당신에게 어떤 선택이 적합한지 우리가 판단할 수 없기 때문이다. 주체적인 방법이 모든 사람들에게 일률적으로 적용될 수 있는 것은 아니다. 어떤 사람에게는 옳은 것이 다른 사람에게는 틀릴 수도 있다. 어쩌면 그렇기 때문에 인간이 흥미로운 종인지 모른다.

따라서 자기만의 방식을 인정하고 존중하는 자세가 중요하다. 똑같이 주체적인 환자라고 해도 입원과 치료의 세부 사항에 대한 선택과 결정은 전혀 다를 수 있다. 마취과 의사들은 이 사실을 오래전부터 잘 알고 있다. 어떤 환자들은 수술 후 깨어날 때 수술이 끝났는지조차 모를 정도의 완전 마취를 원한다. 반면 수술 과정을 모두 의식할 수 있을 만큼 소량의 마취제만 원하는 사람도 있다. 또 전혀 마취제를 사용하지 않고 침이나 최면술을 택하는 환자들도 있다. 완전 마취를 원하는 사람들은 수술 과정을 의식한다는 것이 미치지 않고서는 불가능한 일이라고 생각한다. 반면 침술을 선택하는 사람들은 깨어날 때 수술과 약물 두 가지를 모두 회복해야 한다는 사실 때문에 마취제 투여를 거부한다.

또한 수술, 화학 요법, 방사선 치료, 운동, 식이 요법에 대한 견해도 제각기 다르다. 항암 약물 치료와 같이 특정한 치료를 다행한 선물로 간주하는 사람이 있는가 하면 치명적인 유해물로 여기는 사람도 있다. 중요한 것은 치료법의 우열이 아니라 치료에 대한 자신의 관점이다. 어떤 치료든 자신이 선택한 치료를 희망적으로 바라본다면 치료에 따른 부작용도 그만큼 줄어든다. 좋다는 치료법을 사람들이 아무리 권하더라도 자신이 볼 때 긍정적으로 느껴지지 않는다면 선택하지 않는 것이 좋다.

종종 어떤 환자들은 의사가 마술사처럼 행동하고 그들을 위해 '요술'을 부려주기를 고대한다. 그들은 자신의 치료에 어떤 관여도

하려 들지 않고 설명이나 세부적인 사항에도 관심이 없다. 그들은 의사에게 모든 믿음을 걸고 자신의 생명을 방치하듯 내맡긴다. 많은 연구에 따르면 이와 같은 자세는 결코 건강한 방법이 아니다. 그러나 이러한 방식을 자신이 원한다면 선택할 권리가 있다.

그 반면 당신은 맹목적인 신뢰와 의존보다는 좀 더 적극적이고 주체적인 역할을 선호할 수 있다. 치유에 대해 생각하고, 정보를 모으며, 자기 자신의 일차적인 보호자가 되기로 결심할 수 있다. 또 의학적 치료 방법들을 알아보고, 자신이 원하는 의료인을 선택하며, 모든 치료 과정을 지휘해 나갈 수 있다. 만일 이것이 당신의 스타일이라면 지금 당장 시작해야 한다. 병세가 악화되어 몸과 마음이 약해지면 평소 자신이 갖고 있는 추진력과 역량을 충분히 발휘할 수 없기 때문이다. 힘에 부칠 때는 주도권을 재개할 수 있을 때까지 주변 사람들 중에 역할을 대신할 수 있는 사람을 선택하여 일시적으로 책임을 맡길 수 있다.

그렇다면 소극적이거나 적극적인 태도 중 어느 쪽이 옳을까? 정답은 둘 다 옳다. 다만 자신의 성향과 처해진 상황에 따라 다를 뿐이다. 설령 소극적인 방식이라 하더라도 만일 그것이 현재 자기에게 옳다는 판단에서 선택한 것이라면 여전히 주체적인 태도라 할 수 있다. 그러나 처해진 상황과 자신의 가치관이 달라지거나, 질병과 치유에 대한 관점이 변하면 전략 또한 바꿀 수 있다. 당신은 현재의 병세에 대응하여 자신의 태도를 강화하거나 변화시키고 싶을지 모른다. 그러나 어떤 상황이든 다른 사람의 설득 때문에 자신의 생각과 의지에 반하는 선택을 하지 않도록 유의해야 한다. 당신은 예술가인 동시에 예술 작품이라는 사실을 잊지 마라.

주체적이라는 것은 최선이라고 느낀 자신의 판단에 대해 추호의 의심이나 걱정 없이 믿는 것이다. 당신이 어떤 선택을 하든 죄책감을 느껴서는 안 된다. 왜냐하면 당신의 상황을 가장 잘 이해할 수 있는 사람은 당신 자신이며, 그 상황에서 당신은 최선을 다해 선택을 했기 때문이다. 주체적인 행동에 대한 우리의 조언은 어떤 타입의 환자에게나 유용하다. 비록 많은 조언을 하고는 있지만 핵심 처방은 스스로 옳다고 느끼는 것을 선택하라는 것이기 때문이다.

| 병원 오리엔테이션 |

입원하면서 생기는 가장 갑작스런 변화 중 하나는 평범한 '일상인'의 삶에서 병원 생활자로 삶이 바뀌는 것일지 모른다. 특히 응급 상황으로 갑자기 입원한 경우라면 더욱더 그럴 것이다. 통제감과 자립감을 가지려면 자신이 어디에 있고, 어떻게 해서 그곳에 오게 되었는지 알아야 한다. "당신은 지금 모 의과대학 부속병원에 있습니다"라는 통보만으로는 충분하지 않다. 낯익은 자신의 생활 반경을 기준으로 어디쯤에 위치한 병원인지 본능적으로 감지할 수 있어야 한다.(만일 당신이 이 책을 읽고 있는 이유가 사랑하는 사람이 입원해 있기 때문이라면 그가 있는 곳이 어디쯤인지 알려주는 게 얼마나 중요한지 과소평가해선 안 된다. 입원 직후나 수술 후 회복실에서 돌아왔을 때 환자가 주위 환경에 익숙해질 수 있도록 돕는 것이 곧 치유를 돕는 것이다.)

만일 앰뷸런스에 실려 왔거나 기타 응급 상황으로 입원했다면 자신이 건물 안 어디에 있는지, 무슨 병원인지, 어떤 평판을 듣고 있는 병원인지도 알아야 한다. 물론 자신이 직접 병원에 찾아온 경우라면 이미 어디에 있는 무슨 병원인지 잘 알고 있을 것이다. 그러나 자신이 누워 있는 병실에서 간호사 대기실이나 로비, 최종 목적지인 출입구가 정확히 어느 쪽에 위치해 있는지는 잘 모를 수 있다. 만일 걷는 것이 가능하다면 시간을 내어 이 모든 것을 알아내라. 거동이 불편하면 누군가의 도움이 필요할 것이다. 그러나 서두르지는 마라. 병원 지리를 파악하는 것보다 당신의 치유가 더 중요하다. 유사시에는 세계에서 가장 흔한 질문을 이용하라. "화장실이 어디에요?"

병실에 수시로 들락거리는 수많은 사람들의 낯선 얼굴을 대하는 일은 혼란스럽고 자못 어지럼증까지 느껴질 수 있다. 그들 가운데는 매번 같은 용무로 오는 사람들도 있고 각기 다른 업무로 찾아오는 사람들도 있을 것이다. 같은 용무라도 근무 시간대나 주중 시간표에 따라 사람이 달라지기도 한다. 당신의 병실에 들어오는 사람들이 모두 누구인지 알아내라. 그리고 당신이 누구인지도 그들에게 알려라. 그들의 일이 당신의 치유에 어떤 도움이 되는지 물어라. 그들에 대해서 묻고 동등한 인간으로서의 따뜻한 관심을 표현함으로써, 그들이 당신에게 얼굴 없는 존재가 아니라는 것을 알려라. 이는 또한 당신이 단지 병명이나 상태가 아니라 인간이라는 사실을 그들로 하여금 상기하도록 해줄 것이다.

아래 사항들은 병원 생활을 좀 더 수월하게 도울 수 있는 오리엔테이션 목록이다. 만일 입원이 시작되는 시점부터 당신이나 가족들이 아래의 정보들을 수집하면 비교적 빠르게 안정감을 찾고 치유에 대한 자신감을 얻는 데 도움이 될 것이다. 리스트에 있는 항목들을 모두 실행해야 한다는 부담감을 가질 필요는 없다. 필요하다고 느껴지는 것만 선택하고 나머지는 무시하라.

- 당신의 치료에 대한 총책임자가 누구인지 알아두라.
- 가족이나 친구에게 '병원 용어'(의료진이 사용하는 전문 용어로서 일반인이 알아듣기 어렵거나 다르게 이해하고 있는 말들)의 리스트를 만들게 하라. 그런 다음 필요할 때마다 간호사나 의사에게 직접 용어의 뜻을 물어라.
- 담당 간호사의 도움을 받아 당신의 치료에 관련된 의료진을 도표로 만들어 표시하라. 중앙에 당신을 두고 원을 그린 다음 그 원을 중심으로 주위에 다른 원들을 그려서 주치의와 담당 간호사들, 전문의, 배정된 레지던트(혹시 있으면)들을 표시하라. 그리고

의료진이 병실에 들를 때마다 그 도표를 참조하라.

- 병원의 일상 시간표에 대해서 묻고 대략적인 병원 생활의 리듬을 파악하라. 당신을 위해 혹은 당신에게 시행되는 주요 시술들의 일정을 물어라.
- 당일로 예정된 치료나 검사에 변동 사항이 있는지 물어라.—이것은 당신이 매일 아침 확인해야 하는 일이다.
- 병원 지리를 익혀라.—이것은 보행이 가능할 경우 특히 중요하다. 그러나 거동할 수 없는 경우라도 가족들을 위해 알아두라. 대기실, 구내 식당, 도서관, 기도실, 명상실, 컴퓨터실 혹은 인터넷 사용 가능 구역, 선물 코너, 실내외 힐링 가든 등 각종 편의 시설이 어디에 있는가?

| 병원 내 자기만의 지원팀 |

입원해 있다 보면 결핍된 것들이 아주 많다는 사실을 알게 된다. 사랑과 격려, 따뜻한 배려, 유머, 다양성, 공간, 전망, 신선한 공기, 간호 직원 등 병원에는 부족한 것들이 너무 많다. 그러나 당신의 입원은 다를 수 있다. 자기만의 지원팀이 있으면 부족한 사랑을 채울 수 있고, 병원에서 충족되지 않는 질적 서비스와 보살핌을 보완할 수 있다.

입원 전 당신이 이 책의 3장을 읽어보았다면 이미 자신을 포함한 가족과 친척, 친구와 지인들, 동료, 의료 전문가들, 영적 믿음 등으로 이루어진 지원팀을 만들었을 것이다. 그러나 병원에 입원한 뒤에도 당신의 팀에 추가하고 싶은 사람들을 만날 수 있다. 그들 대부분은 당신이 부탁한다면 흔쾌히 수락해 줄 것이다.

의료직에 있는 사람들은 누군가를 돕는 일에서 커다란 보람과 만족을 느낀다. 그러나 안타깝게도 현실에서 그들의 일상은 상당 부분 비인격적인 사무에 치중되어 있다. 그들은 할 수만 있다면 정말로 환자들을 돕고 싶어 한다. 그러므로 간호사 등 병원 직원들에게도 당신의 팀원이 되어달라고 부탁해 보라. 자기만의 지원팀이 있으면 일거수일투족을 간호 직원들에게 의존해야 하는 대다수의 환자들과는 질적으로 다른 병원 생활을 할 수 있다. 간호 직원들의 도움이 필요한 일들이 생길 때 당신의 팀원이 되어준 간호 직원들은 가족과 같은 입장에서 당신을 보살펴줄 것이다.

3장에서 말했듯이 지원팀을 꾸릴 때 팀원들과 한 자리에 모여, 당신이 그들에게 바라는 것을 대략적으로 이야기해 주라. 만일 누군가 당신의 요청을 들어줄 수 없거나 내켜하지 않으면 다른 사람에게 위임하라. 가족과 주치의가 참석한 자리에서 모두가 따라야 할 기본 지침에 대한 동의서를 작성하거나 의논할 수 있다. 의료진과의 공식적인 서면 계약이 필요하지도 않고 팀원의 자격 요건을 반드시 논의할 필요도 없다. 그러나 모두가 당신의 치유에 중점을 둔다는 상호간의 동의가 반드시 확인되어야 한다.

믿거나 말거나, 대부분의 병원은 환자와 말은 안 했지만 사실상의 계약서를 갖고 있다. 계약의 내용은 대략 이렇다. 당신은 적법한 보험증을 소지하고 이곳에 오며, 우리는 당신의 문제를 고치기 위해 우리의 의료 기술과 서비스를 제공한다. 우리는 당신을 고친 다음 집으로 돌려보낼 것이다. 병원 계약서는 당신이 자동차를 정비소에 맡기고 수리를 의뢰하는 것과 매우 흡사하다. 다만 한 가지 다른 점이 있다면, 병원 계약서의 경우 당신이 육체만 따로 맡길 수 없으므로 수리가 진행되는 동안 함께 머물러 있어야 한다는 것이다. 머무는 동안 당신은 자동차가 수리되길 기다릴 때처럼 군말 없이 잠자코 기다려야 한다.

이러한 병원 계약서에는 오류가 있다. 왜냐하면 당신은 단순한 육체—병원 용어로 진단 관련 그룹diagnostic related group인 '상태'—보다 훨씬 더 많은 것을 맡기기 때문이다. 당신의 몸은 적합한 환경이 주어지면 가장 깊은 세포 단계에서 스스로 교정하고 치유하는 능력을 타고났다. 당신의 몸은 자동차와 같은 쇠붙이가 아니다. 따라서 당신은 육체뿐 아니라 정신과 영혼에도 주의를 기울이는 정비소가 필요하다. 그러므로 자동차 수리 계약과는 다른 방식의 약정서가 구비되어야 한다.

진정한 병원 계약서는 최선의 치료와 치유 환경 그리고 위안을 제공하는 것이어야 한다. 당신은 병원이 제공할 수 있는 의료 기술

중 가장 좋은 것을 선택하고 싶을 것이다. 그러나 당신이 선택한 의료 기술로부터 최대의 효과를 얻으려면 날 때부터 당신 내면에 장착되어 있는 자가 치유 기능이 작동할 수 있도록 적합한 치유 환경을 만들어주어야 한다. 그러기 위해서는 먼저 병실을 힐링 성소로 만들고 자신의 치유 과정을 적극적으로 주도해야 하며, 가족과 친구 등 당신의 팀원들은 어떠한 일이 있어도 당신의 선택과 결정을 존중하고 지지하며 한마음으로 힘을 실어주어야 한다. 병원 계약서는 환자의 치유에 필요한 이 모든 제반 사항들을 인정하고 반영해야 한다.

마지막으로 당신이 팀원들과 다짐해 두어야 할 말이 하나 있다. 육체는 당신이 다른 사람들을 사랑하고 봉사하며 삶을 경험할 수 있도록 해주는 선물이다. 따라서 육체가 삶의 기능을 상실하고 피곤함과 고통으로 버거울 때 당신이 육체와의 이별을 선택할 수 있다는 점을 팀원들에게 말해둘 필요가 있다. 이것은 당신을 실패자로 만드는 것이 아니다. 당신은 인간이며 죽음을 피할 수 없다. 그러나 죽음의 시기를 어느 정도 선택할 수는 있다.

가까운 사람들과 죽음에 대해 이야기하는 것을 두려워하지 마라. 당신의 죽음을 받아들이지 못하는 사람들도 있겠지만, 그렇다고 해서 그들을 위해 죽음을 연장하며 극도의 고통을 떠안아서는 안 된다. 또 그들의 슬픔을 덜어주기 위해 혼자서 죽으려고 해서도 안 된다. 레스펀트는 호스피스의 시기를 자신이 결정한다. 치유란 평화로운 삶을 위한 것이기도 하지만 평화로운 죽음을 위한 것이기도 하다. 죽음은 실패가 아니다.

버니 — 우리는 사람들이 누구나 마지막 순간에 웃을 수 있기를 바란다. 몇 가지 중요한 일만 할 수 있다면 이는 누구나 가능한 일이다. 우선은 우리가 이 세상에 올 때 가져온 자기 몫의 삶을 살아야 할 것이다. 그리고 삶에서 가장 중요한 것은 사랑이고, 이 사랑은 불멸이며, 삶과 죽음의 가교 역할을 한다는 사실을 알아야 할 것이다. 둘째는 가족들로부터 자신의 삶에 대한 이야기를 듣는 것이다. 내 아버지는 어머니가 그들의 첫 데이트에 대한 추억을 이야기할 때 환하게 웃으며 세상을 떠났다.

삶을 내려놓아야 할 때가 되었다고 느낄 때, 삶에서 죽음으로의 전환은 영적인 경험이며 또 다른 차원의 치유일지 모른다. 나는 많은 사람들의 그림에서 이것을 본다. 하늘 높이 날아오르는 보라색 연이나 풍선은 천상으로의 여행을 상징한다. 언젠가 나는 낙상으로 사지마비가 된 90세의 장인에게 잘 늙는다는 것이 무엇이냐고 물었다. 장인은 뜬금없이 "넘어지는 방향을 잘 잡는 것이지"라고 답했다. 다음날 장인은 "글쎄, 그게 말처럼 쉬운 일이 아니야. 일전에 물리치료사가 나를 부축해 세웠는데, 하필이면 마누라 앞으로 고꾸라지는 바람에 마누라 다리가 부러졌어"라고 덧붙이고는, 하늘을 가리키며 "잘 늙으려면 저 위로 넘어질 줄 알아야 해"라고 말했다. 나는 웃어

넘겼지만 얼마 지나지 않아 장인은 정말로 삶의 마지막 순간에 일어날 수 있는 치유가 어떤 것인지 보여주었다. 어느 날 저녁 장인은 평소에 복용하던 비타민제와 저녁 식사를 거절하더니, 그날 밤 평화롭게 세상을 떠났다. 깊은 잠에 빠진 듯 지극히 고요하고 평온해 보였다. 그는 정말로 위로 넘어진 것 같았다.

나는 위로 넘어지듯 평화로운 죽음이 가능하며, 죽음 후에도 우리의 영혼은 죽지 않고 살아있다고 믿는다. 비록 이 책의 범위를 벗어나는 주제이긴 하지만, 이식된 장기에 고스란히 저장되어 있는 기억들이나 임사 체험, 전생 퇴행 등 많은 사람들이 증언하고 있는 신비한 이야기들은 주목할 만한 가치가 있다. 이들 주제에 관해 좀 더 깊이 알고 싶다면 시중에 나와 있는 자료나 서적을 참고하라. 여기서 말하고자 하는 요지는 마음을 열고 삶은 미스터리라는 점을 받아들이라는 것이다. 그것은 우리에게 또 다른 치유의 믿음을 선물한다. T.S. 엘리엇은 말한다. "그러므로 어둠은 빛이 되고 고요는 춤이 될 것이다."

당신은 지원팀의 리더로서 자기 몸의 '품질'을 관리해야 할 책임이 있다. 그러자면 자신에게 필요한 것을 적시에 올바로 공급해 주어야 한다. 당신은 어떤 시술이 자신의 몸에 진행되고 있으며 어떤 약과 음식이 공급되는지 항상 살펴야 할 책임이 있다. 요직에 있는 병원 직원들의 이름과 전화번호를 침대 머리맡에 두라. 환자 대변인, 의료 감독관, 간호 감독관, 질적 서비스에 대한 관리인, 병원 홍보 담당자 등의 연락처 및 연락 방법을 알아두라. 물론 이 번호들을 사용할 일이 없으면 좋겠지만, 병원에서 생길 수 있는 우발적 사고나, 치료와 간호에 대한 불만이 있을 경우 이들 중 누군가에게 그 사실을 알려야 한다. 만일 당신의 불만 사항이 시정되지 않으면 다음 단계로 의료기관인증평가위원회Joint Commission on Accreditation of Healthcare Organizations(JCAHO), 환자 고충 상담 기관, 신문사 혹은 방송국 기자에게 연락할 것이라고 그들에게 밝혀두라.*

| 환자의 권리 알아두기 |

모든 병원은 법적으로 혹은 의료기관인증평가위원회 규정에 따라

---

* 한국에서는 각 병원마다 원무과 등에 서비스 불만을 제기할 수 있는 곳이 있다. 병원마다 환자 및 보호자의 불만을 원만히 해결하려고 하므로 이를 활용하는 것이 좋다. 만약 병원내 해결이 쉽지 않다면 한국소비자원(043-880-5500, www.kca.go.kr)이 우선 상담할 수 있는 곳이다. 만약 의료 분쟁으로 갈 정도의 중대한 사건이라면 한국의료분쟁조정중재원(1670-2545, www.k-medi.or.kr)을 이용할 수 있다. 이외에 의료 서비스에 대한 불만과 피해 상담을 맡고 있는 기관들로 국민건강보험공단(1577-1000, www.nhic.or.kr), 보건 의료 시민 단체로서 환자의 권익 보호에 앞장서는 건강세상네트워크(02-2269-1901~5, www.konkang21.or.kr), 의료 사고를 당한 환자와 가족들이 전문적인 도움을 받을 수 있는 의료소비자연대(02-525-7233, www.medioseo.or.kr), 환자의 민원 해결 방안을 안내하고 지원하는 한국환자단체연합회(1899-8831, www.koreapatient.com) 등이 있다. —옮긴이.

환자의 법적 권리를 공고하도록 되어 있다.**

당신은 팀원들과 함께 그 권리를 이해하고 행사하는 방법에 대해 알아두어야 한다. 일반적으로 환자의 권리는 다음과 같이 요약된다. "환자는 누구나 존중받을 권리가 있으며, 자신의 치료와 간호에 참여하는 모든 의료인들의 이름과 그들의 역할에 대해서 알 권리가 있고, 적합한 치료법을 선택하기 위해 충분한 의학 정보를 제공받을 권리가 있으며, 선택을 존중받고 자신이 선택한 치료를 받아야 할 권리가 있다."***

최근에 수정된 환자의 법적 권리에는 적절한 통증 경감에 대한 권리가 포함되어 있으며, 환자가 느끼는 통증의 정도를 측정하여 편안함을 느낄 수 있는 수준으로 통증을 완화시켜야 한다고 명시하고 있다.**** 질병을 이겨내는 과정은 인내심을 시험하며 고통에 시달려야 하는 시간이 아니다. 그것은 생존자다운 행위가 아니다. 필요 이상의 통증을 참는 것은 치유에 중요한 수면의 질을 떨어뜨

** 한국에서 의료 기관은 보건의료기본법, 의료법 등에서 규정한 '환자의 권리와 의무'를 접수 창구나 대기실, 응급실 등 진료 전 환자나 환자의 보호자가 쉽게 볼 수 있는 장소에 일정 규모 이상의 액자로 제작 · 게시해야 하고 홈페이지에도 게시해야 한다. 또한 외국인 환자 유치 의료 기관은 환자의 권리를 영어로 게시 또는 출력물로 비치하도록 되어 있다. 환자의 권리는 다음과 같다. 1. 진료받을 권리: 환자는 자신의 건강 보호와 증진을 위한 적절한 보건의료서비스를 받을 권리를 갖고, 성별, 나이, 신분 및 경제적 사정 등을 이유로 건강에 관한 권리를 침해받지 아니하며, 의료인은 정당한 사유 없이 진료를 거부하지 못한다. 2. 알 권리 및 자기 결정권: 환자는 담당 의사 간호사 등으로부터 질병 상태, 치료 방법, 의학적 연구 대상 여부, 장기 이식 여부, 부작용 등 예상 결과 및 진료 비용에 관하여 충분한 설명을 듣고 자세히 들어볼 수 있으며, 이에 관한 동의여부를 결정할 권리를 가진다. 3. 비밀을 보호받을 권리: 환자는 진료와 관련된 신체상 · 건강상의 비밀과 사생활의 비밀을 침해받지 아니하며, 의료

리고 병의 회복을 더디게 만든다.

통증 관리 방법의 변화는 대부분의 의사들이 통증의 진단과 치료에 대한 교육을 충분히 받고 있지 않으며 통증 치료가 지나치게 미흡하다는 연구 결과들이 나오면서 시작되었다. 통증 관리는 진통제에 습관성이나 중독성이 있다는 잘못된 상식 때문에 의사들이 진통제를 과소 처방하면서 문제가 되어왔던 분야이다. 그러나 사실상 중독성을 예방하는 통증 관리법이 따로 있으며, 마약 등 약물 남용의 전력이 있는 환자들에게는 별도의 통증 치료법이 마련되어 있다.

최근 들어 환자의 통증 치료를 위해 많은 병원에서는 의사와 간호사 들이 서로 협력한다는 내용의 협약을 맺고, 의료와 간호계의 교육 격차를 줄이는 한편, 병원 내에서 통증 관리에 대한 연수 교육을 활발히 진행하고 있다. 이제는 많은 의료인들이 통증을 지속적인 평가와 치료가 필요한, '다섯 번째 생명 사인vital sign'으로 간주

인과 의료 기관은 환자의 동의를 받거나 범죄 수사 등 법률에서 정한 경우 외에 비밀을 누설 · 발표하지 못한다. 4. 상담 · 조정을 신청할 권리: 환자는 의료 서비스 관련 분쟁이 발생한 경우 한국의료분쟁조정중재원 등에 상담 및 조정 신청을 할 수 있다. 또 환자의 의무는 다음과 같다. 1. 의료인에 대한 신뢰 · 존중의 의무: 환자는 자신의 건강 정보를 의료인에게 정확히 알리고, 의료인의 치료 계획을 신뢰하고 존중하여야 한다. 2. 부정한 방법으로 진료를 받지 않을 의무: 환자는 진료 전에 본인의 신분을 밝혀야 하고, 다른 사람의 명의로 진료를 받는 등 거짓이나 부정한 방법으로 진료를 받지 아니한다. —옮긴이.

*** 한국의 경우 의료법에 명시된 환자의 권리는 앞의 주 참조—옮긴이.

**** 한국의 경우 통증의 경중도를 평가하기 위해 숫자 등급이 사용되고 있으나, 통증 경감에 대한 환자의 권리가 의료법상의 '환자의 권리'에 포함되어 있지는 않다.—옮긴이.

하고 있다. 통증 치료는 환자가 1부터 10까지의 숫자를 기준으로 자신의 통증 정도를 표현하면, 그에 따라 의료진이 환자 스스로 평가한 수치에 맞추어 진통제를 처방하는 방식으로 이루어진다. 이는 특정 질병이나 치료 방식에 따라 환자가 느낄 수 있는 통증의 정도를 의사가 임의로 판단하여 치료했던 기존의 통증 치료와는 사뭇 다른 방식이라 할 수 있다.

마지막으로 환자로서 당신이 알아두어야 할 권리가 하나 더 있다. 당신은 자신의 문화와 종교, 영적 수행 전통을 존중받을 권리가 있다. 병실에서 생닭을 도살하여 제물로 바치는 관행은 허용되지 않겠지만, 만일 당신이 이슬람교나 유대교 혹은 제7일안식일을 믿는 사람이라면 자신의 종교적 규율에 따라 금기된 돼지고기를 거부하고 그 대신 다른 음식을 요구하고 공급받을 권리가 있다. 마찬가지로 힌두교인은 쇠고기 대신 다른 음식을 주문할 수 있다. 이것은 기본 인권에 해당하며, 더욱이 문화적 관습과 영적 전통을 지속할 수 있도록 하는 것은 치유에 매우 중요하다.

| 병실 동료와 참호 속 동지되기 |

병원에 입원하면 많은 사람들이 1인실을 선호한다. 어쩌면 힘든 시기에 조용한 공간을 확보하기 위해 추가 비용(다행히 돈이 좀 있다면)

을 들여서라도 1인실을 사용할 가치가 있을지 모른다. 1인실은 병실 공간을 자기 취향에 맞게 좀 더 자유롭게 꾸밀 수 있다는 장점이 있다. 그러나 1인실에 있다고 해서 감각 박탈이나 과부하, 사생활 결핍, 사회적 고립 등 병원의 패러독스를 벗어날 수 있는 것은 아니다.

일반적인 편견과 달리 2인용 병실(혹은 2인 이상의 다인실 — 옮긴이)에는 숨은 장점들이 많이 있다. 2인실은 보통 두 사람이 같은 병실을 공유하는 방식으로, 동료 환자는 자신의 의지와 상관없이 무작위로 배정된다. 그러나 그 낯선 이방인이 바로 자신에게 필요한 선물이 될 수도 있다. 어쩌면 당신은 그 생판 모르는 환자를 가뜩이나 어려운 시기에 견뎌야만 하는 또 하나의 장애라고 생각할지 모른다. 그러나 우리는 병실 동료가 서로에게 축복이 되는 사례를 많이 보았다. 그러므로 못마땅한 표정으로 마지못해 인사말을 던지는 대신, 귀한 인연이 될지 모르는 당신의 '참호 속 전우'에게 마음을 열고 서로의 치유에 도움이 될 수 있는 장점들을 찾아보라.

요사프
—

내게는 각별한 친구가 된 병실 동료가 있다. 이하선 종양 수술을 받기 위해 뉴욕시립병원에 입원했을 때 처음에 나는 병원의 처사를 도무지 이해할 수 없었다. 그들이 나를 신음하며 죽어가는 환자의 방에 집어넣었기 때문이다. 밤새도록 끊이지 않는 신음 소리는 그렇다 쳐도 숨 쉴 때마다 새어나오는 괴상한 소음들은 정말로 참기 힘든 고역이었다. 쥐어짜듯 간신히 몰아쉬는 고통에 찬 숨소리와 목구멍을 뚫고 가르랑거리는 소리, 가슴 밑바닥에서부터 끌어올리고 내뱉는 역겨운 가래는 그야말로 고문이었다.

어느 정도 자리가 잡히고 나서 우리는 형식적으로 간단한 인사말을 주고받았다. 새미라고 자신을 소개한 내 병실 동료는 뉴욕 출신의 가정적이고 소박한 사람이었다. 그는 뉴욕 브룩클린의 레드후크 부두(말론 브란도가 출연한 영화 〈워터 프론트On the Waterfront〉의 촬영지)에서 은퇴한 항만 노동자였다. 우리는 나란히 놓인 침상에 누워 아무런 격식 없이 두런두런 이야기를 나누기 시작했다. 당시 우리가 어떤 대화를 나눴는지는 잘 생각나지 않는다. 그러나 이상할 정도로 편안하고 자연스러웠던 느낌이 기억난다. 이야기를 나누게 되면서 나는 더 이상 새미에 대한 혐오감이나 다른 병실로 옮기고 싶다는 생각이 들지 않았다. 우리는 서로 전혀 다른 곳에서 전혀 다른 삶을 살아왔지만, 똑같은 방 안에 누워 똑같은 의사의 치료를 받고 있었다. 그리고 어느새 우리는 각별한 참호 속 동지가 되어가고 있었다.

수술 전날 밤 나는 극심한 고열에 시달렸다. 어찌된 영문인지 간호사들은 오한으로 덜덜 떨고 있는 나를 대수롭지 않게 여겼다. 그러자 병실 전우 새미가 간호사를 불러 여분의 담요를 가져오게 하고, 나의 오한을 돌보라고 지시하는 등 든든한 보호자가 되어주었다.

수술 받는 날 아침 새미는 불안해하는 나를 쉴 새 없이 응원해

주었다. "이봐, 그 수술은 식은 죽 먹기야. 콘리 의사는 그 수술을 2천 번도 더 했어. 그 양반은 세계적으로 유명한 암 수술 전문의라고. 게다가 문제가 생기면 해결할 수 있는 방법까지 개발한 사람이야. 잘될 테니 아무 걱정 말라고."

그의 응원 덕분인지 수술이 무사히 끝났다. 내가 병실로 돌아왔을 때 새미는 마치 살아 돌아온 전우를 만난 것처럼 함박웃음을 띠고 나를 맞아주었다. 그렇게 해서 처음엔 같이 있고 싶지 않던 그 죽어가던 항만 노동자는 나의 각별한 동지이자 멘토가 되었다. 이 경험을 통해 나는 우리 주위에 천사들이 많이 있다는 사실을 깨닫게 되었다. 다만 우리가 그들을 알아차리기 위해 마음을 열어둘 필요가 있었다.

그 반면 내 아버지는 그다지 운이 좋지 않았다. 아버지는 두 개의 수술팀 아래 무려 16시간이 넘는 수술을 받고 여러 날을 중환자실에 있다가 2인용 병실로 옮겨졌다. 병실 한쪽 침상에는 거대한 체구의 사내가 누워 있었다. 그는 무엇엔가 잔뜩 화가 난 듯 불만에 찬 얼굴로 우리를 보더니 몹시 못마땅한 표정을 지었다.

아버지는 생사를 넘나드는 위험한 수술을 과감히 결정하고 어려운 고비들을 꿋꿋하게 헤쳐온 용감한 분이었다. 그러나 지금 그는 한없이 허약하고 위태로운 상태에 있었다. 코와 입에 튜브가 달려 있었고, 후두가 제거되어 더 이상 말을 할 수도 없었다. 아버지는 강인한 만큼이나 감수성이 예민한 분이었다. 나는 아버지가 다시 당신이 즐기는 브람스의 음악을 듣고,《뉴욕 타임스》의 낱말 퀴즈를 풀며 (잉크 펜으로) 당신의 전공인 회계 지식을 살려 간호사들에게 소득세 문제를 조언해 줄 수만 있다면, 머지않아 건강을 회복할 것이라 확신했다. 그러나 이 헐크 같은 적대적인 사내와 같은 공간에 동거하는 한 아버지의 치유는 요원한 일이었다. 천만다행으로 그 화난 사내는 24시간 후에 퇴원했다. 그러나 그와 함께 지내야 했던 24시간은 영원처럼 길었다.

병실 동료는 설령 그가 당신 취향에 맞지 않는 사람일지라도 서로에게 도움이 될 수 있다. 때로는 힘든 시기에 단순히 누군가 곁에 있다는 사실만으로도 안전함과 안도감을 느낄 수 있으며, 같은 처지에서 대화할 수 있는 상대가 있다는 사실이 양쪽 모두에게 위안이 될 수도 있다. 어쩌면 당신은 가까운 사람들에게 드러내고 싶지 않은 속마음을 부담 없이 털어놓는 자신을 발견하게 될지도 모른다. 가족이나 친구에게서 느낄 수 없는 다른 차원의 동질감을 느끼며 당신의 '진짜' 기분과 두려움, 퇴원하면 정리하고 싶은 관계에 대해서도 이야기할지 모른다. 병실 동료 간에 지켜야 할 가장 중요한 덕목은 서로의 이야기를 비판 없이 듣고 그저 지켜봐 주는 것이다.

병실 동료는 때로 새미가 요사프를 옹호해 준 것처럼 아무도 없을 때 서로를 지켜주는 보호자가 되기도 한다. 또한 치료 정보를 교환하며, 간호 서비스나 의료진에 대한 불만, 병원 직원과의 갈등

같은 문제들을 경험자의 입장에서 서로에게 조언할 수도 있다. 이따금 동료 환자들은 서로의 쾌유를 빌어주며, 퇴원 후에도 환우회를 만들어 친목을 도모하는 관계로 발전하기도 한다.

병실 동료와 함께 지낼 때는, 각자의 삶에 상처가 있으며, 따라서 행동 방식 또한 다를 수 있다는 사실을 이해해야 한다. 상대에 대한 이해가 필요할 때 질문하기를 두려워하지 마라. 불만이 있을 때는 상대방의 언행에 문제를 제기하기보다는 자신의 느낌을 이야기하라. 만일 "네가 틀렸다"라는 식으로 서두를 꺼내면 건설적인 대화나 해결이 불가능해진다. 그러나 "내가 이런 식의 감정을 느낀다"로 시작하면 문제의 해결과 치유에 도움이 되는 대화를 기대할 수 있다. 서로의 욕구를 충족시키고 원만한 관계를 유지하려면 병실에서 지켜야 할 기본 예의를 논의하고, 각자 바라는 안건에 대해 시간이나 정도, 방법까지 조목조목 구체적으로 명시하는 것이 좋다. 상대편 방문객들이 지켜야 할 행동에 대해서도 상의하라. 다음 사항들은 서로의 의견을 조율해서 합의할 필요가 있는 것들이다.

- 텔레비전, 음악, 전화벨, 이야기 소리 등 각종 소음
- 각자의 공간에 대한 존중과 침해
- 방향제—후각은 인간에게 가장 원초적인 감각이며, 감정과 느낌에 큰 영향을 미친다. 자신이 좋아하는 향이라도 다른 사람에게는 역겹게 느껴질 수 있다.

상대편이 내는 소음이 신경 쓰이거나 혼자만의 시간을 갖고 싶을 경우 서로에게 신호할 수 있는 방법에 대해 의논할 필요가 있다. 시간이 지나면서 건강 상태나 상황, 선호도가 바뀌면 앞서 동의한 내용이라도 변경할 수 있다.

비록 2인실 사용이 주는 장점들이 많이 있지만 여전히 당신은 추가 비용을 부담해서라도 1인실 사용을 원할지 모른다. 그러나 예상하지 못한 낯선 이방인과의 짧은 만남이 당신의 삶에서 가장 오랫동안 기억에 남는 소중한 인연이 될 수도 있다는 사실을 잊지 마라. 또한 그 이방인은 당신의 치유에 도움이 될 수도 있다.

중요한 것은 '소통'이다. 치유는 자신의 욕구를 다른 사람들에게 적극적으로 표현하려는 의지와 소통 능력에 달려 있는지도 모른다. 다음 장에서 우리는 당신이 입원해 있는 동안 병실 동료와 의료진, 가족 등 병원에서 마주치는 모든 사람에게 자신의 욕구와 필요를 알릴 수 있는 가장 효과적인 방법 한 가지를 제시할 것이다.

5

생존을 돕는 표지판 사용

표지판은 병실 문이나 커튼에 써 붙여서 자신이 필요로 하는 것을 알리고 협조를 구하기 위한 수단이다. 표지판은 병원이나 요양원, 기타 간병 시설 등 병을 회복하는 곳(집을 포함한)이면 어디서나 사용될 수 있다. 또 표지판은 당신이 에너지를 낭비하고 싶지 않을 때와 장황한 설명이나 반복적으로 상기시켜야 하는 일을 피하고 싶을 때, 간편하게 의사를 표현할 수 있는 효율적인 방법이다.

다음은 우리가 병원에서 자주 본 표지판의 예들이다.

- 휴식중……15분 후 다시 와주세요.
- 수면을 취하려고 합니다. 목소리를 낮춰주시면 감사하겠습니다.

- 당신이 여기 와주신 것이 최고의 선물입니다.
- 웰빙 타운에 오신 것을 환영합니다!

표지판은 치유에 매우 중요하다는 점에서 '생명 사인vital sign'이라고 불린다. 물론 '생명 사인'이란 병원에서 환자의 건강 관리에 중추 역할을 하는 맥박, 혈압, 체온, 호흡을 일컫는다.(그리고 앞장에서 언급했듯이 일부 병원들은 통증을 '다섯 번째 생명 사인'에 포함하여 관리한다.) 병원 직원들은 환자의 상태와 변화를 측정하기 위해 이들 생명 사인에 각별한 주의를 기울인다. 그러나 우리는 그들이 맥박과 체온에 신경 쓰는 것만큼이나 환자의 휴식과 사생활, 따뜻한 관심과 배려에 대한 욕구에도 관심을 기울여야 한다고 생각한다.

표지판을 만들고 사용하는 데 특별한 노력이 필요한 것은 아니다. 다만 당신이 사랑과 존중, 보살핌을 받을 권리가 있다는 사실만 기억하면 된다. 이들 권리들은 노력해서 벌어들여야 하는 무엇이 아니라 타고난 생득권이다. 당신의 생득권이나 자기 가치에 대해 의심이 들 때마다 3부에 제시된 '환자 권리증'을 참조하라. 당신의 과거 경험들이 당신의 욕구 표현을 가로막게 하지 마라.

표지판을 게시해서 도움을 요청한다는 것이 낯설고 어색하게 느껴지는가? 병원에서 표지판을 사용할 수 있는 권리가 있는지 궁금한가? 놀랄지 모르지만 지금 당신이 사용하고 있는 병원 침대는 당신이 그곳에 누워 있는 한 당신의 '소유물'이다. 병실도 마찬가지다.

병실은 호텔방과 다르지 않다. 돈을 지불하는 한 당신이 소유자이다. 호텔방에서와 마찬가지로 당신은 자신의 병실에 표지판을 게시할 수 있는 권리가 있다.

또 당신은 호텔에서와 마찬가지로 간단한 서명만으로 병원을 떠날 수 있는 권리가 있다. 어쩌면 '의료법 위반'이라는 말을 들을지 모르지만, 그럼에도 그것은 당신의 특권이다. 이것은 당신의 삶이며, 당신의 병이고, 당신의 선택이다. 우리는 준비 없이 혹은 의사의 지시를 어기고 병원을 떠나라고 부추기는 것이 아니다. 단지 병원에 머물지, 집에 갈지 혹은 다른 시설로 옮길지에 대한 선택권이 당신에게 있다는 사실을 인정하는 것뿐이다. 당신은 죄수가 아니다. 원한다면 언제든 떠날 권리가 있다. 자신이 그러한 선택권을 갖고 있다는 사실을 알면, 입원해 있을 때 24시간 휴일 없이 철저한 간호를 해달라고 주장하는 것 또한 어렵지 않을 것이다.

필요하다면 당신은 하루 24시간 지속적인 간호를 받을 수 있다. 그러나 현실적으로 누군가 하루 종일 근무하기를 기대하기는 어렵다. 병원에서는 인턴과 레지던트를 빼곤 하루 24시간 근무하는(별개의 이야기지만 이 같은 스케줄은 사실상 그들에게도 건강하지 않다) 사람은 없다. 레지던트를 제외하곤 모든 사람들이 규칙적으로 퇴근한다. 그래야 그들도 자신을 돌볼 수 있기 때문이다.

그러나 이상하게도 병원 사람들은 환자가 하루 종일 근무하기를 기대한다. 그들은 밤이든 낮이든 아무 때나 간호일과 시술을 환자가 받아들일 것이라고 추정한다. 여기에는 병실에 수시로 들락거리는 많은 사람들도 포함된다. 간호사와 의사 들은 환자가 자신들의 스케줄에 당연히 순종할 것이며, 자신들이 필요로 하는 시간에 검사와 치료를 받을 것이라고 단정한다. 그들은 환자가 꼼짝없이 누워 있으면서 수동적으로—순종하며 고통받는 전통적인 환자—항시 '대기 상태'에 있기를 바란다. 개인적인 시간이나 사적 공간을 통제할 수 있는 시간은 환자들에게 결코 주어지지 않는다. 그러므로 당신은 레스펀트로서 표지판으로 무장하고 대기중 신호에 제동을 걸어 '아니오'를 말해야 한다.

병원에서 '아니오'를 말하고 사생활을 주장할 수 있다는 말이 놀랍게 들릴지 모른다. 어쩌면 당신은 묻고 싶을 것이다. "사생활이라고? 병원에서? 농담이죠? 환자는 사생활을 할 수 없게 되어 있는 것 아닌가요?" 그러나 환자의 건강 문제를 연구하는 사람들은 당신에게 육체와 정신, 영혼에 대한 통제력이 병을 회복하기 위해 필수적이라고 조언할 것이다. 이것은 당신이 환자가 될 때 더욱더 중요하다. 물론 밖에 있을 때라고 해서 당신이 모든 것을 통제할 수 있는 것은 아니지만, 생활 속의 작은 일부분만이라도 자기만의 규칙을 만들어 실행한다면 무력감을 없애고 통제감을 얻는 데 큰 도움이 된다. 외부 환경에 의해 타의적으로 설정된 스케줄에 맞춰 살도록 강요되면 의욕 상실과 무력감, 스트레스에 시달리게 된다. 게다가 항시 '대기 상태' 상태에 있으면 우리의 정신과 영혼이 피폐해지고, 무엇보다도 면역 체계가 고통을 받는다. 스트레스와 정신적 고통, 면역력 저하는 치유가 아닌 질병을 위한 처방전이다.

따라서 병을 회복하고 싶다면 낯선 병원 환경에서 몇 가지 생활 규칙을 정해야 한다. 매일 15분간 '내면의 시간'을 갖는 것부터 시작하라. 하루에도 여러 번, 네다섯 시간마다 한 번씩 그런 시간을 가질 수 있으면 더욱 좋다. 비록 짧은 시간이지만 이것은 당신의 정신과 기분에 큰 차이를 만들어낼 수 있다. 동시에 이것은 병원 사람들에게 당신이 단지 '환자' 이상이라는 것을 상기시켜 줄 것이다. 당신은 질병이 아니라 영혼과 생각, 느낌, 그리고 욕구가 있는 인간이다. 자신의 땅에 도로를 갖고 있는 사람들은 소유권을 주장하기 위해 정기적으로 도로를 차단한다. 그들처럼 당신도 소유권을 행사하여 자신이 누구인지 강조할 수 있다. 당신의 성소에 출입하는 사람들을 최소한 하루에 한 번 15분 동안 차단하라. 그리고 당신 자신에 대한 소유권을 주장하고 명상이나 기도, 치유를 위한 심상화 혹은 단순히 존재 자체와 삶을 느끼는 시간을 가져라.

통제권 행사는 다음 세 단계로 진행할 수 있다.

1. 표지판을 고르거나 새로 만든다. 입원 전 표지판을 준비했다면 이미 적합한 문구의 표지판이 있을 것이다. 없으면 지금 팀원들과 하나 만들어라.

2. 병원 직원들에게 협조를 구한다. 간호사의 도움을 받아 당신만의 영적 시간을 갖기에 적합한 시간을 알아낼 수 있다. 간호사에게 그들의 시간표를 포함해 병원 직원들(의사, 병실 청소원, 의료 기사, 식사 배달원 등)의 스케줄을 물어라. 의사들의 회진 시간은 예측하기 어려울지 모르지만 대략적인 패턴이 있으며 간호사들은 그런 내용을 알고 있다.

3. 표지판을 게시한다. 모든 사람들이 당신의 의도를 알 수 있도록 병실 문이나 커튼에 선택한 표지판을 걸고 적합한 시간에 문이나 커튼을 닫아라.

표지판은 치유를 위한 시간과 공간을 확보하는 데 도움이 된다. 이와 같이 세 단계 과정(표지판 고르기나 만들기, 협조 구하기, 게시하기)을 거쳐 표지판을 한번 만들어 게시해 보고 나면 통제감과 함께 표지판 사용에 대한 자신감이 생길 것이다. 그리고 자신의 병실을 치유 구역으로 만들 권리가 있다는 사실을 확실히 체감할 수 있을 것이다. 이제 당신은 병실을 힐링 성소로 만들고, 방문객들을 치유자로 만들며, 훨씬 더 많은 사람들을 당신의 팀에 합류시키는 데 도움이 될 다른 메시지들을 찾고 알릴 준비가 되었다.

머지않아 당신은 치유를 위해 표지판을 사용할 수 있는 훨씬 다양하고 새로운 방법들을 구상하게 될 것이다. 다른 사람들이 병실 안으로 가져와 주기를 바라는 사랑과 유머, 솔직함, 평온함, 편안함 같은 자질들을 표현하는 표지판을 만들어라. 어쩌면 두려움과 걱정, 죄책감, 위선과 같이 병실 안에 들이고 싶지 않은 특성들이 적힌 표지판이 필요할지도 모른다. 2인실(혹은 다인실 — 옮긴이)에 있다면 병실 동료의 방문자들에게 텔레비전 볼륨이나 이야기 소리를 낮춰달라고 당부하는 표지판을 게시할 수도 있다. 그러나 이 문제는 먼저 병실 동료와 상의하고, 말을 할 때는 비난조가 아니라 부탁의 말로 하는 것이 좋다.

또한 자신의 의료진을 향해 메시지를 게시하는 것도 좋다. 당신이 단지 '질병' 이상의 존재라는 것을 상기시키는 문구, 지원팀의 일원이 되어준 사람들에게 전하는 감사의 표현, 그리고 치유를 도와달라는 부탁의 메시지를 게시할 수 있다.

표지판에 사용할 문구를 작성할 때는 아래 사항을 명심하라.

- 치유를 돕기 위한 세 가지 목표(힐링 성소, 힐링 방문, 그리고 힐링 팀 만들기) 달성을 지향한다.
- 치유의 에너지가 담겨야 하며 주변에 그 에너지가 감돌게 한다.
- 당신의 대명사는 '사랑받고 사랑하기'이다.
- 표지에 들어가는 메시지는 "만약 ~해 주신다면 저의 치유에 도움이 될 것입니다"와 같이 초대나 기원의 형식을 취하라. 그것이 성경에 나오는 금지 문구들을 게시하고, 따르지 않는 자는 지옥

의 불구덩이에 떨어질 것이라고 위협하는 방식보다 훨씬 더 효과적이다.

- 부적절한 분노를 지양하고 죄책감과 비난, 수치심을 유발하지 않도록 한다.

| 표지판 예문 |

다음은 다른 환자들이 만들어 게시했던 표지판들이다.

- 이곳에서는 사랑이라는 용어만 사용됩니다.
- 들어오실 때 근심걱정은 문 밖에 두고 오세요.
- 저에게 필요한 것은 사랑입니다.
- 걱정하지 마세요. 하느님이 저를 지켜주고 계세요.
- 들어오시면 잠시 함께 침묵하기로 해요.
- 건강보험 회사와 저의 소망은 같아요. 제가 여기서 빨리 나가는 거죠.
- 무엇을 도와드릴까요?
- 당신이 하려는 일은 저의 치유에 어떤 도움이 되나요?
- 확신이 서지 않을 때는 사랑의 방법을 택하세요.
- 인생은 짧고 언젠가는 우리 모두 죽습니다. 그러니 작은 일로 속

태우지 마세요.

- 버니 시걸이 이렇게 하라고 시켰어요!
- 저는 귀가 아픈 게 아니에요. 특별히 부탁하지 않는 한 평소처럼 말씀해 주세요.
- 별도의 지시가 없으면 간접 조명(위쪽으로)으로 해주세요. 감사합니다.(이 표지는 침대 머리맡에 있는 형광등의 스위치 위쪽에 게시할 것)
- 제가 몸의 품질을 관리할 수 있게 도와주세요.
- 당신이 변화를 만듭니다.
- 이 사진 속의 귀여운 아기가 저예요.

표지판을 만드는 당신의 목적은 신성하지만 표지판 자체는 그렇지 않다는 점을 기억하라. 표지판을 처음 접하는 사람들에게 관대한 마음을 가져라. 당신의 뜻을 이해하려고 애쓰면서도 때로는 표지판에 대해 농담하는 사람도 있을 것이다. 안 믿겠지만 처음에 의료진들을 가장 불편하게 만드는 표지판은 그들에게 감사를 표현한 문구들이다.

표지판에 대해 알아야 할 것은 이것이 전부이다. 표지판 사용이 자연스러워지려면 몇 번의 시도가 필요할지 모른다. 그러므로 연습 삼아 일단 시작하고 다른 사람들에게 건설적인 비평과 아이디어를 부탁하라. 병원 사람들은 아직 환자가 치유를 위한 휴식 시간을 가져야 한다는 사실에 익숙하지 않다. 그러나 당신이 그들을 도와 익숙해지게 만들 수 있다. 당신은 다른 환자들을 위해 표지판 운동에 앞장설 수 있다. 만일 세계 각지의 병원에 있는 환자들이 표지판을 내걸고 치유를 위해 신성한 시간을 갖는다면 의료계 전반에 심오한 변화가 일어날 것이며 현재의 '질병 관리' 시스템은 '치유 관리' 시스템으로 바뀌게 될 것이다.

그때까지는 표지판을 사용하여 당신 자신에게 고요함과 사랑, 유머, 통제감, 편안함, 솔직함 등 치유의 순간들을 제공하라. 일단 표지판의 효과를 체험하면 한층 더 자신감도 붙고 치유의 시간을 갖기 위해 더 많은 방법도 찾게 될 것이다. 다음 장에서 우리는 문병 시간을 치유를 위한 순간들로 채울 수 있는 방법에 대해 이야기할 것이다.

6

문병 시간을 힐링 시간으로 만들기

사람들과의 모든 만남은 치유의 기회가 될 수 있다. 건강한 사람은 다른 사람과의 만남을 통해 더욱더 온전한 에너지와 생명력을 얻는다. 환자에게 문병객의 방문은 치유를 위한 황금 같은 기회이다. 병문안은 환자에게 공동체와 가족, 친구, 동료 등을 포함한 바깥세상과 계속해서 연결되고 소통할 수 있는 기회가 된다. 또한 영적 시간을 공유한다거나 두려움과 걱정을 덜고 웃거나 즐기는 시간이 될 수도 있다.

세상의 모든 일이 뜻대로 이루어지는 것이라면, 문병객은 항상 당신이 원하는 시간에 나타나서 당신이 원하는 방식으로 행동해야 한다. 그들은 또한 반드시 당신이 원하는 사람이어야 하며, 원하는 시간만큼 머물다가 원하는 시간에 떠나줘야 한다. 만일 우리가 그와 같은 환상적인 일이 가능하다고 말한다면, 그것은 영생을 보장한다고 장담하는 것이나 다름없을 것이다. 그러나 우리는 당신과 문병객이 치유에 초점을 두기만 한다면 그 시간이 양쪽 모두에게 긍정적인 시간이 될 것이라는 점은 장담할 수 있다.

문병에 대한 우리의 잘못된 상식 때문에 우리는 너무 자주 치유의 기회를 놓쳐버린다. 입원해 있는 동안 당신은 사람들이 다양한 이유로 문병한다는 사실을 알게 될 것이다. 단순히 염려와 사랑 혹은 돕고 싶은 마음에서 찾아오는 사람도 있고, 의무감이나 죄책감 혹은 예의상 방문하는 사람도 있을 것이다. 중요한 것은 언제나 당신의 치유이다. 따라서 문병의 이유는 딱 한 가지 당신의 치유를 돕는 것이어야 한다. 만일 모든 사람들이 이 점을 주지한다면 당신은 물론 그들에게도 유익한 문병 시간이 될 것이다. 문병객들은 당신의 치유를 돕는 동안 사랑의 마음을 키우고 관계를 돈독히 함으로써 자신들의 웰빙에도 도움을 받을 수 있다.

애완동물의 방문도 중요한 힐링의 기회라는 점을 잊지 마라. 우리는 죽어가는 어느 환자의 애완견이 마지막 작별 인사를 위해 중환자실에 불려왔던 일을 기억한다. 환자의 개가 의식이 없는 주인의 얼굴을 핥고 입맞춤을 하며 몸을 부벼대자 혼수 상태에 있던 주인이 깨어났다. 이 사건은 중환자실 환자의 문병 정책을 바꿔놓는 계기가 되었다. 의미 있는 관계는 비단 사람과의 관계뿐 아니라 동물과의 관계도 포함되며, 이는 우리를 살아있게 만드는 이유이기도 하다. 만일 당신에게 애완동물이 있으면 애완동물을 문병객 명단에 포함시켜라. 애완동물은 항상 올바른 이유로만 방문하며, 사람처럼 환자를 위로하는 방법을 배울 필요도 없다.

| 치유를 위한 문병 관리 |

당신이 사람들의 문병을 관리할 수만 한다면 그들은 모두 어떤 식으로든 도움이 될 수 있다. 핵심은 당신이 원하는 방식의 시간을 갖는 것이다. 만일 방문자가 친밀한 대화를 나누고 싶은 사람이 아니라면 책이나 시집, 유머집을 읽어달라고 부탁하라. 혹은 발 마사지나 표지판의 문구 작성을 부탁할 수도 있다. 아니면 말없이 그냥 곁에 앉아 있어달라고 말하라. 만일 지나치게 호들갑스럽거나 수다스런 사람이 찾아오면 자칫 피로와 불안감이 가중될 수 있다. 그러므로 그런 사람에게는 묵상이나 명상을 함께 하자고 부탁함으로써 양쪽 모두 편안한 휴식 시간을 가질 수 있다.

기억하라. 자신이 원하는 것이 무엇이고 어떤 것이 자기를 위한 일인지 알 수 있는 사람은 '당신 자신'이다. 병을 회복하고 싶다면 미덕으로 알고 살아온 침묵과 순종의 패턴을 버리고 자신이 원하는 것을 적극적으로 사람들에게 표현해야 한다.

문병객들은 그들 자신의 개인적인 기억과 희망, 두려움을 함께 가져온다. 그들이 방문했을 때 병실 안으로 동반되는 그들의 심리적 배낭을 인식하려면 약간의 시간이 필요할지 모른다. 그들을 볼 때 현재와 지난 삶 속에서 축적된 감정들로 가득 채워진 인간 가죽 자루라고 상상해 보라. 방문자들을 있는 그대로, 그들이 짊어지고 있는 심리적 배낭까지 사랑하라. 그러나 그들의 문제는 그들의 것이지 당신의 것이 아님을 기억하라. 그들이 떠날 때 들고 온 심리적 배낭도 함께 가져가게 하라. 필요하다면 차후의 방문을 사양할 수 있다. 만일 그들의 방문이 당신의 에너지를 빼앗고 힘들게 한다면, 그리고 그들이 우울한 심리적 배낭을 집에 두고 올 수 없다면 더 이상 방문을 원하지 않는다고 말하라. 그들의 말과 행동이 혼란스럽게 느껴지면 이해할 수 있게 설명해 달라고 요구하라. 이해를 통해 용서와 건강한 대화가 시작될 수 있다.

만일 입원하기 전에 누군가를 문병해 본 적이 있다면 그때의 경험을 당신의 문병객 관리에 참고할 수 있다. 문병객은 특히 첫 방문일 경우 불안과 긴장, 두려움을 느낀다. 문병에서 가장 힘든 순간은 병실 문을 열고 안으로 들어설 때이다. 그들은 당신의 상태가 어떤지 모르고, 물어도 되는지 혹은 어떻게 위로해야 하는지 갈등하고 있을 것이다. 어쩌면 당신을 보면서 지난날 그들 자신의 병원 경험이나 질병에 대한 기억을 되살리고 있을지도 모른다. 또는 자신의 건강을 염려하거나 삶의 유한함이나 죽음에 대한 공포를 느끼고 있을지도 모른다. 그들의 첫마디 인사말을 들어보면 어떤 심경인지 짐작할 수 있을 것이다. 만일 첫마디가 "좀 어떠세요?"라는 물음이면 그들은 당신의 답변이나 상황을 침착하고 성숙하게 소화할 수 있을 것이다. 그러나 병실에 들어서자마자 "아주 건강해 보이네요"라든지 "병실이 참 좋네요"라고 인사하면 그들은 몹시 당황하고 있거나 감성적인 대화를 가급적 피하고 싶어 할 수 있다.

때때로 문병객들은 대화가 자연스럽게 오가게 놔두는 것을 몹시 불안해한다. 어쩌면 '올바른' 문병 예절을 지키지 못할까봐 두려워서일지 모른다. 그들은 어떤 말이든 문병객의 예의라고 배운 인사말로 환자를 위로해야 한다고 생각한다. 만일 그들이 의지할 수 있는 것이 그동안 다른 문병객들로부터 배운 것이 전부라면 피곤한 문병 시간이 될 것이다.

함께 '있음'의 가치를 진정으로 아는 친구가 있다면 당신은 운이 좋은 사람이다. 문병객들은 대부분 현실을 부인하고 아무 일 없을 테니 걱정하지 말라며 환자를 설득하는 것이 올바른 위로 방법이라고 믿는다. 심지어 어떤 사람들은 그들의 부정과 설득에 동조하도록 환자를 종용하기도 한다.

문병객이 누구든 힐링 시간을 가질 수 있는 가장 확실한 방법은 '용서하기'이다. 문병객의 '잘못'이나 무례하고 어리석은 행동을 미리 용서하라. 용서는 사랑이며, 사랑은 치유의 근원이다. 인생은 결국 인간 코미디가 아닌가!

병세의 차도나 입원 시일의 경과에 따라 당신이 원하는 문병 방식도 달라질 것이다. 경우에 따라 각기 다른 이유로 다른 사람들의 방문을 원하게 될 것이다. 그러나 어떤 상황이든 솔직함과 진정성을 갖고 있는 문병객이 찾아오길 바라는 마음은 변함이 없을 것이다. 그리고 편안함이 느껴지는 사람들과 헌신적으로 당신을 뒷바라지해 주는 사람들과의 만남을 원할 것이다.

11장에서 우리는 문병객이 환자를 도울 수 있는 방법에 대해 이야기할 것이다. 주위 사람들에게 11장의 내용을 읽어보라고 권한다면, 당신은 물론 앞으로 다른 누군가를 또 문병할지 모르는 그들에게도 도움이 될 것이다. 또 당신의 치유를 돕는 동시에 힐링 문병객이 되는 방법을 터득하는 기회가 될 수 있다.

병문안을 당신과 문병객이 함께 추는 춤에 비유해 보자. 당장 치유가 필요한 사람은 당신이므로 당신이 춤의 종류와 시간을 결정한다. 당신이 원하는 춤의 분위기는 어떤 것인가? 느리고 친밀한가? 사색적이고 조용한가? 어쩌면 당신은 빠르고 경쾌하며 재밌고 즉흥적인 혹은 장난스런 춤을 더 좋아할지 모른다.

어떤 춤을 선택하든 당신과 방문자는 힐링 파트너들이다. 당신이 지켜야 할 가장 중요한 일은 있는 그대로의 솔직한 자기 자신이 되는 것이다. 찾아온 문병객을 접대하는 '호스트'가 되려고 애쓰지 마

라. 부모나 가장家長 역할에 익숙하다고 해서 항상 '보호자'나 '위로자'가 되어야 한다고 생각하지 마라. 직위가 높거나 나이가 많다고 해서 '상처입은 영웅'처럼 행세하려 하지 마라. 동정심을 유발하기 위해 '희생자'처럼 굴거나, 강한 모습을 보여주기 위해 본연의 자기를 포장하지 마라. 진실한 자기 자신이 된다면 리허설이 필요 없는 완벽한 춤을 기대할 수 있을 것이다.

레스펀트로서 당신은 문병객과 함께하는 동안 잊지 말아야 할 세 가지가 있다. 첫째, 최대한 편안하라. 둘째, 원하는 것을 말하라. 셋째, 보살핌과 배려를 받아들여라. 많은 사람들이 세 번째 것을 가장 힘들어한다. 당신은 마지못해 다른 사람들의 친절과 배려를 받아들일 수도 있다. 그러나 한 번쯤 그런 시도를 해보기에 이보다 더 좋은 때가 언제 있겠는가? 아플 때는 누구에게나 특별한 관심이 필요하다. 그러므로 지금은 그것을 수용하는 방법을 배울 수 있는 좋은 기회이다. 강한 모습을 보이기 위해 애쓰지 말고, 오늘 밤은 누군가 당신을 토닥여 잠재우게 해보라.

심지어 당신은 응석받이가 되어볼 수도 있다. 무엇이 당신을 기분 좋게 만드는가? 얼굴 마사지? 아니면 전신 마사지? 누군가 책 읽어주는 것? 장난치거나 웃기는 일? 평소 때는 이런 것들을 부탁하거나 행하기가 쉽지 않았을 것이다. 그러나 지금은 당신이 아프다. 자신의 치유와 위안을 위해 원하는 것들을 솔직하게 표현하고 요구해 보라. 반드시 말했어야 하는데 하지 못한 말들이 있는지 생각해 보고 지금 그것을 해보라.

문병객이 당신을 도울 수 있는 일들은 이외에도 많다. 다음은 그 중 몇 가지이다.

- 당신이 명상이나 휴식 혹은 다음 장에 소개되는 치유 활동을 하는 동안 문지기가 되어 병실 문 앞에서 무단 침입자나 집중을 방해하는 일들을 막아줄 수 있다.
- 표지판을 새로 만들거나 게시하기 혹은 병실의 정리정돈(침구, 화초, 카드 그리고 사진을 포함한)을 도울 수 있다.
- 간호사 대기실에 맡겨놓은 방문자 카드가 충분히 비치되어 있는지 확인해 줄 수 있다.
- 식사를 거들거나 화장실에 오고 가는 일을 도울 수 있다.
- 임시 간병인이 되어 당신의 머리 손질이나 얼굴 마사지를 해줄 수 있다.
- 필요한 물건들을 구입했다가 나중에 방문할 때 갖다 줄 수 있다.

모든 문병객들은 당신의 힐링 파트너가 될 수 있다. 필요한 것들을 알리고 주저 없이 부탁하라. 그들에게 이 책에서 유용한 부분들을 읽고 참조하게 하라. 그러나 많은 사람들이 문병에 대해 읽는다거나 치유를 돕는 방법에 대해 굳이 학습하려 하지는 않는다. 설령 그렇더라도 당신을 걱정해 주는 사람들이 많이 있을 것이다. 어쩌면 전혀 생각지도 않았던 친구나 지인이 이 책을 읽고 가장 값진 힐링 문병객으로 나타나 놀라게 될지도 모른다.

>> 치유 활동을 함께하라

정말로 당신을 돕고 싶어 하는 문병객은 당신의 내적 삶을 지지할 수 있는 치유 활동들을 함께하고, 당신의 욕구와 기호를 충족시키며 통제감을 가질 수 있도록 도와줄 것이다. 치유 활동은 양방향으로 사랑이 흐르게 하는 효과적인 방법이다. 기도나 명상을 함께 하고, 같이 이야기를 읽거나 나누며, 이 책 3부의 '힐링 운동'에 소개한 활동을 시도해 볼 수도 있다.

>> 문병 스케줄을 관리하라

문병 시기는 문병의 질만큼이나 중요하다. 그러므로 원하는 만남의 시간을 팀원들에게 이야기하라. 그리고 팀원 중 한 사람에게 당신이 선택한 시간에 맞춰 문병 스케줄을 짜게 하라. 얼마나 자주 문병객을 만나고 싶은가에 대해서는 자신의 컨디션이 먼저 고려되어야 한다. 지금은 정신과 마음, 영적 지원뿐 아니라 육체의 필요를 존중해야 할 때이다.

문병 시간표를 계획하는 일로 에너지를 소모하지 마라. 가족이나 친구에게 맡기되 다만 자신의 의도와 바람이 문병객들에게 전달될 수 있게만 하라. 3장에서 언급했듯이 가까운 사람들 중 누군가가 웹 사이트를 개설하거나 이메일 리스트를 만들면 주변 사람들이 모두 빠르고 간편하게 소식을 주고받을 수 있다. 문병 스케줄의 목적은 당신이 선택한 시간에 문병객들을 만나기 위함이며, 주중에는 홀로 남겨져 있다가 일요일 오후마다 한꺼번에 몰려오는 사람들로 피로해지지 않도록 하기 위함이다.

문병객들은 또한 심부름 등의 대리 서비스를 해줄 수 있다. 오전에 방문한 사람이 환자에게 갖다 줄 물건이나 심부름 내용을 오후나 다음 차례로 방문하는 사람에게 알려줄 수 있다. 한 사람이 세탁물을 집으로 가져가면 다른 사람이 그것들을 회수해 갖다 줄 수도 있다. 문병 스케줄이 잘 짜여 있으면 여럿이 효율적으로 뒷바라지를 할 수 있기 때문에 환자 가족들도 수고를 덜 수 있다. 또 문병객들은 환자가 보살핌을 잘 받고 있다는 사실을 알고 안심할 수 있으며 방문 시간이 다른 사람들과 겹치지 않기 때문에 모두가 여유롭고 만족스런 문병 시간을 가질 수 있다.

» 문병객은 원할 때만 만나라

문병의 효과는 정말로 당신이 누군가의 방문을 원할 때 시작된다. 원하지 않으면 아무도 만날 필요가 없다는 사실을 기억하라. 이따금 거절의 말을 하면 실제로 예스라고 말할 때의 기쁨이 훨씬 더 커진다는 사실을 알 수 있을 것이다.

누군가 당신을 만나러 왔을 때 면회를 거절하면 오만하고 무례

한 짓이라고 생각하는가? 거절하는 것을 지나치게 미안한 일로 치부하기 전에 이렇게 자문해 보라. "나를 정말로 걱정하는 친구라면 내가 원하지 않는 시간에 함께 있고 싶어 할까?" 진정으로 당신을 염려하는 문병객이라면 당신이 말없이 참고 예의를 갖춰주길 바라기보다는 다음 방문을 기약하고 싶을 것이다. 만일 문병의 목적이 당신의 치유라는 사실을 기억한다면 양쪽 모두 거절을 말하고 받아들이기가 그다지 어려운 일은 아니다. 간단히 위로의 인사를 받아들이고 돌아가게 하라.

문병객들을 받고 싶지 않을 경우 표지판을 이용할 수 있다. 입원 전 준비해 온 표지판이 없으면 지금 하나 만들어라. 1인실에 있다면 문 밖에 표지판을 걸고 병실 문을 닫아라. 여러 환자들과 함께 쓰는 다인실에 있으면 메모지에 다음과 같이 써서 병실 커튼에 핀으로 고정하고 커튼을 닫아라.

- 방문해 주셔서 감사합니다.—지금 저는 휴식이 필요합니다.
- 가능하면 000-0000로 전화해 방문 시간을 다시 문의해 주세요.
- 간호실에 방문자 카드를 비치해 두었으니 메모 남겨주세요. 귀한 발걸음을 해주셔서 대단히 감사합니다.

3장에서 우리는 입원 준비물을 논의하면서 방문자 카드 만들기에 대해서도 설명했다. 방문자 카드는 당신이 휴식중이거나 혼자 있고 싶은 시간에 찾아오는 사람들을 위해 유용하게 쓰일 수 있다. 이미 만들어둔 카드가 있으면 담당 간호사에게 그것들을 간호사 대기실에 비치해 달라고 부탁하라. 아직 준비한 것이 없으면 다음과 같이 써서 여분의 카드를 만들어라.

방문자 카드

환자 이름:

염려해 주셔서 감사합니다. 만나뵙지 못해 죄송합니다.

메시지:

방문자 이름:

만일 이들 카드나 표지판을 만들 수 없다면 간호사에게 부탁해서 문병객들에게 당신이 만날 수 없다는 말을 전해달라고 하라. 그러면 간호사가 방문자의 이름과 메시지를 받아둘 것이다. 만일 그들이 바쁜 업무 때문에 일일이 문병객들을 확인하고 차단해 줄 수 없다면, 면회 사절 내용을 담은 표지판을 만들어 병실 밖이나 커튼에 테이프로 붙이고 문이나 커튼을 닫아 달라고 부탁하라.

위의 방법 중 어느 것도 내키지 않으면 그냥 문병객들을 맞이하고 찾아와 줘서 고맙지만 잠시만 머물러달라고 부탁하라. 그들도 당신의 마음을 솔직하게 표현해 준 것에 고마워할 것이다.

요사프 — 돌아가신 내 장모님은 매일 하루하루를 마치 한 알의 오렌지처럼 여기셨다. 그리고 매 순간을 방울방울 떨어지는 달콤한 오렌지 과즙처럼 소중히 했다. 매일매일 장모님은 마지막 한 방울의 과즙도 낭비하지 않으려고 애썼다.

모든 문병객들의 불완전함을 미리 용서하고 우리가 제안하는 처방전들을 활용한다면, 당신은 여기 힐링의 저장고에 있는 과즙들을 마지막 한 방울까지 놓치지 않고 활용할 수 있을 것이다. 모든 방문은 치유를 위한 기회이다. 우리는 당신이 매 순간 마지막 한 방울의 과즙까지 철저히 즐길 수 있기를 바란다.

당신은 원하는 사람을, 원하는 시간에, 원하는 동안만 만날 수 있다는 사실을 기억하라. 얼마나 잦은 방문이든, 와서 얼마 동안 머물든 모든 방문 시간은 치유에 도움이 되는 활동으로 채워질 수 있다. 다음 장에서 우리는 문병객들이 없을 때 당신이 자기 자신(당신의 삶에서 가장 멋지고 지혜로우며 흥미로운 사람)과 보내는 길고도 중요한 시간에, 혼자서 할 수 있는 치유 활동에 대해 이야기할 것이다.

7

자가 치유 처방전

요 사 프
ㅡ

지역 사회 조직가로 잘 알려진 솔 알린스키Sol Alinsky는 아무리 열악한 환경이라도 반드시 그에 상응하는 장점들이 있다고 말한다. 그는 1960년대 지역 공동체를 조직할 때 지역의 숨겨진 장점들을 찾아내기 위해 종종 빈민가의 허름한 거리를 거닐곤 했다. 그때마다 그는 거의 언제나 '아하!'의 순간을 경험할 수 있었다고 회고한다.

궂은일이 있을 때마다 "뭔가 좋은 일이 생기려나 보다"라고 대응하는 버니 어머니의 말도 같은 맥락에서 이해할 수 있다. 버니 어머니와 알린스키의 말이 맞다. 빛에는 그림자가 따르듯이 좋은 일과 나쁜 일은 항상 동전의 양면처럼 함께한다. 심지어 건강의 위기조차도 존재의 완성을 돕고 삶의 본질에 관한 진실을 발견하는 기회일 수 있다.

질병의 이면에서 당신이 이미 발견했을지도 모르는 긍정적인 측면 한 가지는 이제 당신에게 '시간'이 주어졌다는 사실이다. 일상이 정지되고(혹은 변화의 과정이 시작되고) 침상에 갇혀 있으면서 당신에게 익숙했던 세상과 단절될지 모르지만, 이와 동시에 당신은 또 다른 세계의 문이 열리고 있다는 사실을 깨닫게 될 수도 있다. 어쩌면 그것은 바삐 살아오면서 등한시해 왔던 내면의 세계로 들어가는 문일지 모른다. 지금 당신은 자신을 돌볼 수 있는 시간을 갖고 있다. 이 시간은 본래의 내가 아닌 거짓 자아를 내려놓고 참자아의 삶을 구할 수 있는 기회일지 모른다. 이제 당신은 다른 사람들의 입맛을 충족시키기 위해 애쓸 필요가 없다. 몸이 아플 때는 더 이상 자신의 감정을 숨기며 '좋은' 사람이 되려고 노력하지 않아도 된다.

지금 이 순간 어떤 위기에 처해 있든 당신은 그 위기를 이용하여 영적인 성장을 도모하고 자신을 새롭게 하거나 재탄생시킬 수 있다. 당신 앞에 열리고 있는 그 문으로 들어가라. 그것은 새로운 탄생의 산도産道일지 모른다. 그곳에서 광활한 내면의 세계를 관찰하라. 이것은 지금 당신이 치유를 위해 할 수 있는 혹은 해야 할 다른 어떤 일들 못지않게 중요하다.

'영성'과 '내면 세계'를 운운한다고 해서 우리가 어떤 종교적 입장에서 이야기하는 것은 아니다. '내면의 삶'이나 '영적 성장'을 들먹이며 설교를 하려는 것도 아니다. 또 우리는 그러한 것들이 종교적 수행과 무관할 수 있음을 잘 알고 있으며, 더욱이 종교 교리를 설파하는 것은 우리의 일이 아니다. 영적 성장을 자주 들먹이는 이유는 그것이 삶의 의미를 찾는 데 도움이 되기 때문이다. 오랜 경험을 통해 우리는 생명의 위기에 직면한 환자들이 고통 속에서 삶의 의미를 발견할 때 회복의 가능성이 커지는 것을 수없이 목격했다. 영적 성장은 종교와 상관없이 삶의 치유에 큰 도움이 되며, 치유된 삶은 또한 건강의 회복으로 이어질 수 있다.

혼자 있는 시간을 '자기 방문' 시간으로 생각하라. 지금 당신에게는 세상에서 가장 중요하고 오묘한 존재인 자기 자신을 만날 수 있는 드문 기회가 주어졌다. 자기 방문의 장점은 당신이 관심 있는 주제에 대해서만 이야기할 수 있다는 점이다. 가만히 자신의 내면에 주의를 기울여보라. 그러면 그곳에서 진정으로 당신의 이야기를 듣고 있는 또 다른 누군가가 있다는 사실을 발견하게 될 것이다.

그렇다면 바로 지금 당신은 무엇을 느끼고 있는가? 오랫동안 가슴속에 쌓아둔 말들은 무엇인가? 이는 중요한 질문이며, 이것을 묻고 답함으로써 자신을 치유의 길로 인도할 수 있다. 내면의 소리에 그저 귀를 기울이기만 할 뿐 비판하거나 시비를 분별하지 마라. 자신과 똑같은 시련을 겪고 있는 또 다른 친구에게 이야기한다고 상상해 보라. 세상에서 가장 아름답고 지혜로운 그 친구(당신은 실제로 그럴지 모른다)가 당신이라면 이야기를 어떤 식으로 들어주겠는가? 아무런 판단 없이 단순히 듣고 지켜볼 수 있는가? 이야기하는 문제들에 대해서 해주고 싶은 말이 있는가?

다음은 당신이 다룰 수 있는 문제들이다.

- 간절히 원하는 것이 무엇인가? 무엇을 희망하고 기도하는가?
- 무엇을 두려워하는가? 걱정하고 있는 일이 무엇인가?
- 무엇에 대해 화가 나는가?
- 나를 즐겁게 하는 것들은 무엇인가? 나는 무엇을 기다리고 있는가?
- 무엇을 고백해야 하는가? 누구를 용서해야 하는가?
- 누구를 위해 기도하고 싶은가?
- 내가 사랑할 수 있는 사람은 누구인가?

또 지금 당장 감사할 수 있는 일들이 무엇인지 생각해 보라. 몸이 아플 때 감사에 대해 생각한다는 것이 사치나 헛소리처럼 들릴지 모른다. 그러면 또 어떤가! 자꾸 묻다 보면 아무리 나쁜 상황이라도 분명히 당신의 삶에 감사할 수 있는 일들이 있음을 깨닫게 될 것이다. 어떤 위기에 처해 있든 당신은 그것들에 대해 감사할 수 있다.

| 내가 나를 문병하는 법 |

다른 사람들의 문병을 관리하는 것처럼 스스로의 자기 방문도 관리할 수 있다. 어떤 종류의 방문을 원하는지 먼저 생각해 보라. 현재의 건강 상태와 기분을 고려한다면 어떤 방문이 적합할 것 같은가? 고요하고 조용한 자기 성찰의 시간을 갖고 싶은가?

만일 그렇다면 아래의 안내에 따라 해보라.

- '고요한 휴식'을 선택하라. 그에 맞는 시간을 갖기 위해 적합한 표지판을 골라 병실 문이나 커튼에 게시하라.
- 눈을 감고 1~2분 정도 호흡을 지켜보라.
- 영감을 주는 책을 읽거나 기도 혹은 명상을 하라.
- 심상화 테이프를 들으며 치유의 이미지를 상상하거나 마음을 진정시키는 음악, 찬송가, 티베트 불교 음악, 명상 음악 혹은 CD나 사운드 기기에 녹음한 자연의 소리들을 들어라.

만일 좀 더 활기차고 율동적인 자기 방문을 원한다면 다음과 같이 할 수 있다.

- 3부의 '힐링 운동'에 소개된 활동 중 한 가지를 선택하라. 이들 활동은 몸에 무리가 없는 한도 내에서 적당한 강도로 실행한다

면 기분을 상승시키고 생동감을 느끼게 해주는 놀라운 효과가 있다. 또한 병의 회복을 촉진시키고 자기 통제감을 높여준다.(담당 간호사나 물리치료사와 상의해서 운동의 종류와 강도가 현재 당신에게 적합한지 확인하라.)

- 만일 움직이고 싶으면 '누운 채로 침상에서 춤추기'를 시도해 보라. 흥을 돋우는 음악을 틀고 리듬에 몸을 맡기면 움직임이 훨씬 수월할 것이다. 침상에서 춤추기는 이름과 달리 아름다운 왈츠나 발레가 될 수도 있다.

요사프 내 장모님이 뇌졸중으로 반신마비가 되었을 때 아내와 나는 가까운 친구 엘렌 위버로부터 장모님이 '침상 춤'을 출 수 있도록 도와주라는 조언을 받았다. 우리는 그의 조언대로 음악을 틀고 장모님이 침상에서 움직일 수 있도록 도왔다. 그 후 우리는 시일이 경과할수록 장모님의 경직된 몸에서 상당량의 기동성이 회복되는 것을 목격했다. 그때의 경험도 내가 이 책을 쓰는 동기가 되었다.

침상에서 춤추기는 아무 때나 혼자서 혹은 부축을 받아 할 수 있고 특별한 방법이 필요한 것도 아니다. 다만 몸의 움직임을 느끼면 된다. 만일 지금 당신이 이 책을 읽고 있다면 신체의 일부 중 어느 곳인가는 움직일 수 있을 것이다. 그것이 손가락이나 손목, 팔,

다리, 골반이든 아니면 눈, 코, 입, 혀 혹은 뺨이든 그곳에 마음을 모으고 움직여보라.

어쩌면 당신은 지금 웃음이 필요할지 모른다. 웃어야 할 특별한 이유나 시간을 기다릴 필요는 없다. 코믹한 유머 영상을 틀거나 재밌는 이야기책을 읽어라. 웃을 수 있는 일들을 찾아보고, '내장의 조깅'이라는 노먼 커즌스의 말처럼 창자가 흔들릴 정도로 웃어보라. 그와 같은 웃음은 훌륭한 유산소 운동이다. 만일 유머 테이프나 스토리가 없으면 '내 마음의 영화'를 시청하라. 배꼽을 쥐고 웃게 만들었던 영화나 코미디, 텔레비전 쇼의 장면들을 머릿속에 떠올려 시청하라. 재미있는 등장 인물들로 제인 세인필드, 케비 체이스, 길다 래드너, 마크 브라더스, 로빈 윌리엄스나 에디 머피 등 익살스런 코미디언들이 출연했던 영화나 연극을 마음의 스크린에 재상영해 보라.

만일 대화 형식의 자기 방문을 원한다면 자기와 이야기를 나눌 수 있는 일기 쓰기를 시도할 수 있다. 그림을 그리고 싶으면 꿈과 느낌, 감정, 희망, 두려움, 상상 등을 소재로 삼아보라. 이와 같은 소재는 깊숙한 내면의 지혜를 발굴하여 치유의 길로 인도하는 데 효과가 뛰어나다.

우리는 병원이라는 환경에서 사적인 시간을 갖기가 쉽지 않다는 사실을 잘 알고 있다. 그러나 입원해 있는 동안 잠깐씩이라도 혼자 있는 시간을 발견할 수 있을 것이다. 짧지만 그 시간들을 이용하라.

자기와의 시간은 현재 당신이 할 수 있는 가장 중요한 일이다. 건강을 회복하고 치유하려면 그리고 생존자가 되려면 자기 내면의 깊은 지혜가 발현될 수 있도록 도와야 한다.

자기만의 생활 규칙을 만들어 행하면 내면의 지혜와 통제감을 얻는 데 도움이 된다. 병원의 일과가 마감되는 잠자기 직전과 아침에 눈떴을 때, 매일 규칙적으로 몇 분 동안 자기만의 의식을 시행하라. 간호사에게 지원을 요청하고 당신의 웰빙이 그것에 달려 있다고 말하라. 그들에게 아침 몇시에 당신이 깨어 있어야 하는지 물어라. 그런 다음 그 시간보다 15분 일찍 일어날 수 있도록 알람(부드러운 음악이나 자연의 소리)을 맞춰라. 만일 그것이 가능하지 않으면 가족이나 친구에게 모닝콜을 부탁하라. 눈을 뜨자마자 간단히 명상을 하거나 심상화 혹은 기도를 하라. 자신의 소망뿐 아니라 사랑하는 사람들을 위해 기도하는 것도 잊지 마라. 지금 이 순간 당신이 살아있다는 사실과 주변 사람들의 배려와 보살핌에 대한 감사기도를 할 수도 있다. 혹은 단지 눈을 떠서 또 다른 하루를 맞이하게 된 사실에 감사하며, 조용히 누워서 하루 동안 달성하고 싶은 힐링 목표를 세울 수도 있다. 이와 같이 자기만의 의식을 행하고 나면 본격적인 '병원 일과'가 시작되기 전 날마다 당신은 충만한 치유의 시간을 경험하게 될 것이다.

하루를 끝내고 잠자기 직전에 간호사에게 물어서 당일 예정된 일과와 밤 시간 동안 당신에게 행해져야 할 간호 업무가 모두 끝났는지 확인하라. 그런 다음 아침에 했던 것과 똑같은 의식을 행하라. 저녁 시간에는 감사 기도 이외에도 자신을 포함한 소중한 사람들과 병원 직원들 그리고 자신의 몸을 용서하는 시간을 가져라. 분노와 미움, 원망, 억울함 같은 감정의 독소들을 모두 내려놓아라. 또한 적어도 그날 밤 동안은 근심걱정, 불안들로부터 스스로를 놓아주어라. 만일 감정의 찌꺼기들을 말끔히 비워낼 수 없다면 하룻밤 동안 그것들을 병실 한쪽에 주차시켜 두어라. 필요하면 아침에 회수할 수 있다. 어쩌면 당신은 다음날 아침 문제들이 훨씬 작고 가벼워졌다는 사실을 깨닫고 그대로 주차해 두고 싶을지 모른다.

사전적 의미로 '생명력vitality'은 '생존을 위한 힘, 의미와 목적의 실존을 지속시키는 힘, 살며 성장하는 힘'을 가리킨다. 이것이 바로 우리가 당신에게 원하는 것이다. 우리는 당신이 어디에 있든 삶에 대한 의지와 생명력을 유지할 수 있기를 바란다. 병원에 있는 동안 적극적으로 힐링 활동들을 한다면 당신은 결코 '순종하며 고통받는' 환자가 되지 않을 것이다. 그 대신 자신의 공간과 시간을 통제하게 될 것이며, '의미 있는 실존'을 유지하게 될 것이다. 살며 성장하는 힘을 갖게 될 것이다. 표지판과 사랑하는 사람들의 방문, 자발적인 의지로 행하는 힐링 활동들은 당신의 치유를 촉진할 수 있다. 그리하여 머지않아 당신은 다음 단계로 '퇴원 후 치유 과정'을 준비하게 될 것이다.

8

건강한 퇴원 준비

지금쯤 당신은 병원에 있는 동안 치유를 경험하면서 생존적인 입원이 아니라 치유적인 입원이 얼마든지 가능하다는 사실을 깨달았을 것이다. 퇴원 시기가 다가오면 입원할 때처럼 당신은 주체적으로 다음 단계의 치유를 준비할 수 있다.

사람들은 종종 퇴원을 두려워한다. 그들은 아무리 힘들고 고통스런 시간이었더라도 병원에서 누렸던 보호와 안전망을 떠나 다시 혼자가 된다는 생각에 겁을 먹는다. 그리곤 집으로(혹은 다른 시설로) 돌아가는 것을 표류하는 것이라 생각하며, 무섭고 예측 불가능한 세계에 당도할까봐 불안해한다. 때로 이것이 지나친 환자들은 퇴원 시기가 임박할 즈음 극심한 피로와 무력감에 빠지기도 한다. 이와 같은 비참한 시나리오를 상상한다면 누군들 병원을 떠나고 싶겠는가?

주체적인 환자에게는 이 같은 두려움이나 공포가 그다지 문제가 되지 않는다. 그들은 퇴원을 '당하는' 것이 아니라 퇴원을 '하기' 때문이다. 주체적인 환자는 자신의 웰빙에 도움이 되는 기간만큼만 병원에 머물고, 다음 단계의 치유를 위해 떠난다. 그들은 처음부터 병원을 떠날 권리가 있다는 사실을 알고 있었기 때문에 입원해 있는 동안 얼마동안 머무를지에 대해서도 죽 생각해 오고 있었다.

주체적인 당신은 이제 병원을 떠나 새로운 전환점을 갖기 위해 가족과 친구 등 팀원들과 함께 적극적으로 퇴원을 계획하고 준비해야 한다. 가장 먼저 당신이 해야 할 일은 "지금이 병원을 떠나야 할 올바른 시기인가?"를 자문해 보는 것이다. 우리는 "병원측에서 볼 때 당신이 병원 침대를 비워야 할 때인가?"를 묻는 것이 아니다. 과연 자신의 웰빙이 다음 단계를 원하는지 혹은 치료나 간호를 잘 받고 있지 못하기 때문에 떠나고 싶은 것인지 자문해 보라.

하반신이 마비된 우리의 의사 친구 중 하나는 병원측의 태도에 불만이 있었다. 그녀가 자신의 주치의를 만나게 해달라고 부탁했지만 담당 간호사와 레지던트가 전화를 연결해 주지 않았다. 그래서 그녀는 강력하게 퇴원을 주장했다. 훗날 그녀는 자신이 한사코 퇴원을 주장할 수밖에 없었던 이유를 이렇게 설명했다. "무력감이 들었어요. 그들은 심지어 나를 그들과 동등한 의사로 대해주지도 않았어요. 무작정 병원을 떠나는 것이 두려웠고, 어리석다는 것도 알고 있었지만 한시라도 빨리 그곳에서 나가고 싶었어요. 환자를 돌볼 줄 모르는 오만한 사람들이 내 의사로 행세하는 게 싫었거든요." 다행히 그날 그녀의 주치의가 다른 환자를 돌보느라 마침 병원에 있다가 상황을 전해 듣고 일이 수습되었다.

우리의 친구가 원했던 것은 퇴원이 아니라 의료진의 인간적인 보살핌과 배려였다. 그녀가 자신의 주치의에게 연락할 수 있었더라면 준비 없이 퇴원을 주장하는 일은 없었을 것이다.

| 동양 의학과 대안 치료법들을 이용하라 |

건강한 입원과 마찬가지로 퇴원은 계획이 필요하다. 퇴원을 새로운 전환이라고 생각하라. 준비하기에 너무 이른 법이란 없다. 사실상 입원을 준비할 때 퇴원에 대한 계획도 미리 세워둘 수 있다. 그런 다음 입원해 있는 동안 지속적으로 퇴원과 다음 단계의 치유에 필요한 것들을 검토하고 수정할 수 있다. 퇴원 당일까지 기다리지 말고 입원해 있는 시간을 이용해서 체계적으로 생각을 정리해 나가라. 당신의 아이디어와 계획을 팀원들과 의논하고 그들의 생각을 물어라. 그러나 최종적인 결정자는 언제나 '당신'이어야 한다.

현실적으로 새로운 전환을 준비하기 위해 어떤 일들이 필요할까? 제일 먼저 당신이 퇴원하면 어디로 갈 것인지 결정해야 한다. 현시점에서 집으로 돌아가 가족이나 친구의 뒷바라지를 받을 수 있는지 자문해 보라. 만일 아무도 없다면 간병 시설이나 요양원, 재활 병원 혹은 친척집으로 가는 편이 더 나을지도 모른다. 어쩌면 당신이 좀 더 독립적인 상황으로 나아가기 전에 한동안 추가적인 간병과 치료를 받을 수 있는 단계가 필요할 수도 있다.

만일 다른 의료 시설로 옮겨간다면 당신이 갖고 있는 모든 자원을 총동원하여 어떤 선택들이 가능한지 알아보라. 자기 자신을 돌보기 위해 무엇이 최선인지 솔직하게 생각해 보라. 건강 보험이나 장기 요양 보험 등 경제적인 문제가 선택에 제약을 가져올지 모르지만, 우선 모든 가능성을 열어두고 팀원들과 상의하라. 또한 퇴원 후 진로 계획에 도움을 줄 수 있는 퇴원 담당자, 사회복지사, 환자 관리인, 가족 및 해박한 정보를 갖고 있는 친구들에게 자문을 구할 수도 있다. 그들에게 당신의 솔직한 심경을 밝히고 피곤하면 피곤하다고 말하라. 당신의 리스트에 있는 장소들을 직접 방문하기 어려우면 팀원들 중 누군가에게 찾아가 보고 어떤지 살펴봐 달라고 부탁하라.

입원을 준비할 때 꿈과 스케치를 이용했던 것처럼 다음 여정을 위한 준비에서도 그것들을 이용할 수 있다. 고려하고 있는 선택지들을 스케치해 보라. 그림 속에서 퇴원에 대한 자신의 직관을 알아낼 수 있을 것이다. 스케치에서 얻은 통찰과 팀원들이 조사한 정보를 통합하여 가장 마음에 드는 선택을 하라.

퇴원하더라도 그동안 병원에서 해오던 치유 과정을 중단하지 마라. 병원을 떠난 후에도 레스펀트로서의 자세를 유지하고, 어디에 머물든 항상 주체적으로 행동하라. 소중한 사람들의 사진과 표지판을 게시하고 계속해서 자기 자신을 표현하라. 신체적 불편이나 장애가 있을 경우 특히 시각이나 청각, 언어 장애가 있다면, 반드시 모든 사람들에게 알리고 병원에서와 마찬가지로 문 밖에 표지판을 걸어라.

계속해서 보완적인 치료 요법들이 있는지 조사하라. 병원에 있을 때는 서양 의학과 동양 의학 등 다양한 치료법을 알고 있는 것이 중요했다. 그러나 병원을 떠난 뒤, 그것들을 모두 하나로 통합시켜 적용하는 일은 더욱더 중요하다. 관심이 가는 요법들과 주변 사람들을 통해 알게 된 치유법들을 모두 살펴보라. 계속해서 당신은 치유의 길에 있어야 한다.

당신의 몸은 자신이 보내는 치유의 메시지에 반응한다는 사실을 잊지 마라. 계속해서 자신의 몸에 생명과 희망, 치유의 메시지를 보내는 일은 입원했을 때와 마찬가지로 병원을 떠난 후에도 중요하다. 우리는 환자들이 원하지 않는 열악한 환경으로 옮겨갈 때 어떤 일이 발생하는지 잘 알고 있다. 그들은 더 이상 자신이 원하는 보살핌을 받지 못하거나 삶의 의미를 느낄 수 없을 때, 회복이 멈추고 병세가 악화되거나 또 다른 질병에 걸리게 된다.

퇴원 후 치유 과정을 지속하며 회복을 촉진시킬 수 있는 치료 요법들이 많이 있다. 그중에는 침, 자연 치료, 심상화 훈련, 최면 요법, 마사지, 식이 요법, 심리 치료, 기공, 에너지 요법, 반사 요법, 영적 치료, 기 치료, 요가, 걷기 명상, 일기 쓰기, 아로마 테라피, 음악 치료 등이 있다. 이들 각각의 요법에 관한 자세한 정보는 책이나 비디오, 오디오 테이프, 인터넷을 통해 알아낼 수 있다. 그러나 단지 그것들을 알고 있는 자체만으로는 아무런 도움이 되지 않는다. 정보는 당신을 변화시킬 수 없다. 변화는 당신이 얻은 정보로부터 영감을 얻어 직접 '실행'에 옮길 때 시작된다.

병을 회복하고 생존자가 되고 싶다면 가능한 모든 대체 의학과 보완 치료법을 조사하고, 옳다고 느껴지는 것들을 시도하라. 한 가지만 고집할 필요는 없다. 자기가 선택한 요법들이 도움이 되면 계속하고, 그렇지 않으면 중단하라. 치유와 치료법에 관한 다른 사람들의 제안이나 믿음에 지나치게 신경 쓰지 마라. 중요한 것은 당신 자신의 느낌과 경험이다. 앞에서 소개한 다양한 대안 치료법들을 백화점에 진열된 상품이라고 생각하고 시도하고 싶은 요법들의 구매 리스트를 만들어 치유 계획에 포함시켜라.

어떤 선택을 하든 병원에 있는 동안 배운 교훈을 잊지 마라. 치유는 과정이나 여정이지, 완성품도 어느 한 곳의 목적지도 아니다. 치유된다고 해서 '육체'가 반드시 고통으로부터 자유로워지는 것은 아니지만 당신의 '삶'은 자유로워질 수 있다.

자기에게 맞는 리듬을 찾아내고 그것을 삶에 적용하는 것 또한 치유를 돕는 길이다. 사람마다 제각기 다른 리듬을 갖고 있다. 가령 활기찬 도심 한복판에서 살아야 할 사람이 있는가 하면, 한적하고 조용한 자연으로 돌아가 사는 것이 더 나은 사람도 있다. 내면을 깊이 관찰하면 자기만의 리듬을 알아낼 수 있을 것이다.

충분한 휴식 시간을 가져라. 이것은 퇴원 후에 특히 중요하다. 당신의 육체가 스스로 회복하기 위해 모든 에너지를 사용하기 때문에 때로는 수주일 동안 엄청난 피로를 느낄 수 있다. 요양하는 동안 당신의 몸은 상처를 치유하고 면역 시스템을 강화하기 위해 에너지를 원한다. 그래서 당신에게 휴식이 필요하다는 신호를 보낸다. 휴식이란 육체뿐만 아니라 정신적 휴식도 포함된다는 점을 기억하라. 따라서 마음이 평화롭지 않다면 당신은 진정으로 쉬는 것이 아니다. 최악의 결과를 상상하며 걱정하고 있다면 누워 있어도 쉬고 있는 것이 아니다.

버니 나는 리듬에 대해 한 가지 중요한 교훈을 얻었다. 그동안 나는 낮잠을 시간 낭비로 치부했었다. 무엇인가를 '할 수 있는' 시간에 왜 쉰단 말인가? 그런데 허리를 다치고 나서 휴식이란 아무것도 하지 않는 것이 아니라 실제로 무엇인가를 '하고' 있는 것이라는 사실을 깨달았다. 이제 나는 낮잠이 치유와 원기 회복에 도움이 된다는 것을 알고 날마다 조금씩 낮잠을 즐긴다.

마음의 평화를 얻기 위해 경제적인 문제부터 감정적인 문제까지 해결해야 할 과제들이 있을지 모른다. 경제적인 사안을 다뤄야 할 경우 당신 자신이 마땅히 보살핌을 받아야 할 중요한 사람이라는 점을 먼저 기억하라. 비용 때문에 자신에게 필요한 것을 부인하지 마라. 부자로 죽는 것은 추구할 만한 건강한 목표가 아니다. 결국 당신은 떠날 때 아무것도 가져갈 수 없다. 가족을 위해 무엇인가를 남기고 싶어 하는 마음은 충분히 이해된다. 그러나 삶에 대한 의지가 있는 한 당신이 우선이어야 한다.

만일 재산에 관련된 문제를 정리해야 한다면 가족 등 팀원들과 상의하라. 개인 회계사나 가정 변호사가 없으면 전문적인 재정 자문을 구해야 할지 모른다. 아니면 인터넷에서 필요한 정보를 찾아낼 수도 있다. 부동산을 보유하고 있다면 자산 설계나 신탁 전문가와 상의해야 할지도 모른다.

퇴원 계획과 경제적 문제에 대한 가족 간의 토론을 어렵게 생각할 필요는 없다. 사실상 이것은 치유의 일부일 수도 있다. 질병에 대한 반응으로 당신은 이전에 맞닥뜨리지 않았던 문제들을 논의하고 정리해야 할 수 있다. 이것은 치유 과정에 수반되는 필연적인 절차인지도 모른다. 미해결 문제들은 당신을 포함한 남은 가족을 병들게 만들 수 있기 때문이다.

| 병원을 나서기 전 |

그동안 보살핌을 받으며 머물던 병원을 떠날 시간이 되면 의미 있는 방식으로 자신의 삶에 관여한 모든 사람들에게 감사할 수 있다. 수술과 치료를 맡은 의료진뿐만 아니라 음식을 갖다 주고 병실 청소와 쓰레기통을 비워준 사람들에게도 고마움을 표현하라. 시련을 겪지 않는 사람은 아무도 없다. 당신의 치료와 간호를 맡았던 사람들도 모두 그들만의 상처와 아픔이 있다. 그동안 치유를 도와준 사람들에게 "당신이 변화를 만듭니다"라고 새겨진 배지를 주어라.

감사의 메시지를 한 번으로 그칠 필요는 없다. 퇴원 기념일에 병원을 방문하거나 "다시 한 번 감사드립니다"라는 엽서를 보낼 수도 있다. 병원 사람들은 끊임없이 환자들을 돌보지만 그중 많은 사람들은 그들이 고칠 수 없다. 수많은 환자들이 오고 가는 중에 그들은 잊거나 잊혀진다. 그들에게 고마움을 표현하고 어떤 도움이 되었는지 상기시켜 줄 때 당신은 또한 그들의 치유를 돕는 것이다.

| 퇴원 후 의료 사고 예방책 |

불행히도 의료 사고는 퇴원한다고 해서 끝나는 것이 아니다. 우리는 모든 병원의 출입구에 "퇴원 후 의료 사고를 예방할 수 있는 사람은 당신뿐입니다"라는 경고문을 붙여야 한다고 생각한다. 하버드 의대와 오타와 대학에서 퇴원 환자들을 대상으로 공동 실시한 연구 결과를 보면, 퇴원 환자 400명 중 76명은 퇴원 후 의료 사고를 경험한 것으로 나타났다. 그중 투약 오류에서 발생한 사고가 가장 많았다. 연구자들은 의사와 환자 간에 혹은 의사들끼리의 원활한 의사소통이 있었다면 사고의 절반 이상은 예방 가능한 문제였다고 밝혔다.

연구에 참여했던 하버드 의대 데이빗 베츠David Bates 박사는 다음과 같이 충고했다. "환자와 환자의 가족들은 정확히 어떤 약을 복용하고 있는지 알아두어야 합니다. 또한 약물의 부작용들에 대해서 숙지하고, 무엇보다도 의심되는 증상이 나타나면 의사에게 즉시 알려야 합니다. 우리는 연구에서 환자들이 의사에게 연락하기 전 너무 오랜 시간을 지체한다는 사실을 알았습니다."

당신의 의사가 학교에서 원만한 의사소통 기술을 배울 때까지 기다리지 마라. 자신을 방어하고 의료 사고의 위험률을 낮추려면 지금 행동하라.

- 병원 의사(들)에게 당신의 진단명과 병력, 치료 내역을 당신이 의뢰받은 새 의사에게 이메일로 보내라고 부탁하라.(또한 당신이나 가족 중 한 사람에게도 사본을 보내달라고 하라.)
- 처방전에 대해 (특히 복용 후 부작용이나 이상 반응이 나타날 경

우) 궁금한 점이 있거나 지속적인 관리에 필요한 주의 사항들, 기타 문의할 것이 있으면 신속하게 의사에게 연락하라. 만일 담당 의사가 전화에 응답하지 않으면 당신의 건강과 생명이 달려 있는 문제라는 점을 상기시켜라. '문제'로 보이는 것을 두려워하지 마라. 당신이 문제를 갖고 있다는 것과 '당신'이 문제라는 것은 다르다.

| 아름다운 전환을 위한 계획 |

퇴원 계획과 새로운 전환을 모색하는 데 있어서 다뤄야 할 사안이 하나 더 있다. 우리는 고통을 벗어나는 가장 빠른 방법이 삶을 끝내는 것이라고 말하는 사람들을 더러 보았다. 만일 당신도 그렇게 생각한다면, 삶이 아니라 고통을 초래하는 그것을 죽이는 것이 훨씬 더 현명하다는 점을 알아야 한다. 당신을 힘들게 하는 과도한 욕망이나 무거운 의무를 내려놓고 자신을 좀 더 자유롭게 하여 새로운 삶을 창조하라. 어쨌든 누구에게나 자신의 몸 안에 거주하는 것이 더 이상 기쁨이 아닌 때가 온다.

버니 — 병상에 계시던 아버지가 어느 날 어머니에게 말했다. "여보, 나 여기서 나가야 해!" 어머니는 아버지가 병실을 두고 하는 말인 줄 알았다. 그러나 사실 아버지는 당신의 불구된 몸을 이제 떠나고 싶다는 뜻이었다.

죽음이 임박한 아이의 아버지가 내게 했던 말도 같은 맥락으로 볼 수 있다. "부모나 의사 혹은 선생님으로서 우리가 해야 할 일은 죽음을 물리치는 것이 아니라 삶의 고통을 물리치는 것입니다." 진정한 치유는 우리의 유한함을 받아들일 때 비로소 시작된다. 죽는다는 사실을 받아들일 때 우리는 필요 없는 짐—치유를 방해하는 것들—을 벗어버리고 우리 자신을 해방시킨다.

자신의 유한함을 받아들이고 삶의 무게를 내려놓는 동안, 심지어 당신은 자기 자신의 장례식을 계획할 수도 있다. 내 주변의 지인들 중에는 아직 건강하고 팔팔한데도 장례식을 준비해 둔 이들이 많다. 그들은 이미 추모곡을 선정하고 음식 업체와 장례식을 주관할 목사까지 지정해 놓았다. 그들은 장례식 준비가 의외로 즐겁다고 말한다. 때때로 사람들은 죽음에 대한 준비를 마치고 유언을 말할 때 기분이 좋아져서 호스피스 중퇴자가 된다.

나는 죽음이 내 자신과 환자들에게 얼마나 많은 것을 가르쳐주었는지를 생각하며 이 시를 썼다.

죽음, 얼마나 위대한 스승인가!
그러나 그대로부터 삶을 배우는 이들은 많지 않다.
그대의 가르침은 죽음이 아니라 삶인 것을.
죽음은 선택 과목이 아니다.

언젠가는 우리 모두가 수강해야 할 필수 과목이다.
현명한 학생들은 일찌감치 죽음을 청강하고
깨달음을 얻는다. 그리하여 졸업식이 다가올 즈음이면
그들은 이미 준비되어 있다.

죽음을 앞둔 한 남성이 자신의 일기에 이렇게 썼다. "삶의 끝자락에 다가설수록 시간이 더욱 소중해지고 있다. 시간은 돈보다 훨씬 더 중요한 것 같다." 그러나 당신이 막상 자신의 죽음에 대해서 생각해 본다면 "시간은 돈이다"라는 상투적인 격언이 얼마나 잘못된 말인지 알 수 있을 것이다. 시간은 돈이 아니라 '전부'이다.

만일 죽음에 대해 생각한다면 눈에 보이는 모든 것들이 난생처음 보는 것처럼 새롭고 소중하며 아름답게 보일 것이다. 그리고 당신을 사랑하는 사람들에게 훨씬 더 많은 사랑을 주고, 당신을 미워하는 사람들에게 훨씬 덜 신경 쓰는 지혜를 알게 될 것이다. 자신의 죽음을 의식하며 살 때 당신은 일반적으로 삶이라 불리는 어리석은 굴레로부터 벗어나 진정으로 자유롭게 살기 시작한다.

투병하는 동안 자신의 유한함에 대해 생각하고 받아들이면 당신은 그 어떤 것에든 준비가 될 것이다. 그리고 병원에서 나가면 그 어느 때보다도 충만한 삶을 살아갈 준비가 되어 있는 자신을 발견하게 될 것이다.

9

집에서 몸조리하는 법

집으로 돌아올 만큼 건강을 회복했다고 해서 치유 여정을 그쳐야 하는 것은 아니다. 사실 본격적인 치유는 지금부터 시작일지 모른다. 집에서 완전한 건강을 회복하기 위해 잠시 시간을 갖고 아래의 질문들에 답해보라.

- 집에서의 치유란 당신에게 무엇을 의미하는가?
- 당신은 육체와 정신을 돌보는 일에만 집중할 수 있는가, 아니면 관계에 대한 치유에도 신경 써야 하는가?
- 당신은 혼자인가 아니면 여럿이 함께 사는가? 그들과의 관계는 당신에게 어떤 영향을 미치는가?

- 가족 중 당신을 뒷바라지할 수 있는 사람은 누구인가?
- 당신이 혼자서 해결하기 어려운 문제가 있을 때 어떻게 하는가?
- 당신은 질병을 이용해서 관계를 통제 혹은 조종하는가?

이 질문들에 답하면서 자신이 홀로인 듯한 생각이 들었는가? 우리는 당신이 집에 혼자 있을지 모르지만 그렇다고 외로워할 필요는 없다고 생각한다. 육안으로 보이지 않지만 늘 당신 곁에 함께 있는 치유의 에너지와 의식 세계가 존재하기 때문이다. 치유의 에너지를 알리는 것이 우리가 당신을 위해 준비한 전환 계획 중 하나이다.

우리의 의식consciousness과 자각awareness은 언제 어디서나 항상 존재하고 있다. 혹자는 그것을 깨어 있음이나 알아차림이라는 말로 표현하기도 하지만 명칭은 중요하지 않다. 누구나 의식을 자각할 수 있는 능력이 있으며, 그것에 대한 이해는 제각기 다르다. 우리는 여기서 종교에 대해 이야기하려는 것이 아니다. 단지 외롭다고 느낄 때 당신이 할 수 있는 무엇인가가 있다는 사실을 알려주려는 것뿐이다. 만일 자신의 삶과 시련에 대해 관조하는 시간을 갖고 내면의 소리들을 자각할 수 있다면 광활한 의식의 세계에 눈을 뜨게 될 것이다.

버니

최근 나는 철학과 종교학 강의를 수강했다. 기말고사 때 교수님이 학급 전체의 학생들에게 살아있는 병아리를 한 마리씩 나눠주며, 아무도 의식할 수 없는 곳에서 죽이고 오라고 했다. 다음 강의 시간이 되었을 때 교실은 한바탕 웃음바다가 되었다. 내가 살아있는 병아리를 그대로 들고 왔기 때문이다. 그 학기 때 나는 그다지 성적이 좋지 않았기 때문에 급우들은 내가 과제를 잘못 이해했거나 병아리를 죽일 만한 용기가 없었나 보다고 추측했다.

교수님이 강의실의 소란을 잠재운 뒤, 학생들을 한 명씩 호명하여 각자 병아리를 어떻게 죽였는지 설명해 보라고 했다. 학생들은 차례대로 자신이 세운 주도면밀한 계획과 병아리를 죽이기 위해 찾아낸 은밀한 장소들을 자랑스럽게 소개했다. 마지막으로 내 차례가 돌아왔을 때 교수님이 내 이름을 불렀다. 나는 살아있는 병아리를 들고 나가 교수님께 건네주며 말했다. "저는 병아리를 죽일 수 없었어요. 아무도 의식하지 않는 곳이 없었기 때문이에요."

교수님은 고개를 끄덕이고 미소를 지으며 A학점을 주었다.

심리학자 칼 융은 우리가 해결할 수 없는 문제에 부닥칠 때 자기 안을 들여다보라고, 그러면 답을 찾을 수 있다고 말한다. 그러자면 자신의 영감과 직관에 주의를 기울이고, 의식하지 못했거나 등한시했던 내면의 소리들을 알아차리는 용기가 필요하다고 조언한다. 칼 융의 조언은 분명 우리가 치유의 길을 찾을 때도 적용할 수 있다. 만일 당신이 내면을 관찰하고 심연 속의 자아를 신뢰할 수 있는 용기를 갖는다면, 자신의 치유에 대한 진정한 해답과 에너지를 얻게 될 것이다.

칼 융은 또 이렇게 말한다. "무력감과 나약함은 영원히 피할 수 없는 인류의 과제이다. 그러나 우리 인간은 어떤 난제든 그것에 대한 해답을 갖고 있는 게 틀림없다. 그렇지 않다면 인류가 지금까지 존속할 수 없었을 것이다." 자신의 치유에 대한 궁극적인 해답과 지혜를 찾으려면 내면에 있는 깊은 무의식의 세계로 들어가야 한다. 명상과 기도는 그 세계로 안내하는 통로가 될 수 있다.

만일 기도하는 방법을 모른다면 기도할 수 있는 '능력'을 달라고 기도하라. 기도하는 것이 내키지 않으면 명상 수련을 통해 깊은 내면의 세계를 들여다보며 무의식의 세계에 이미 존재하고 있는 해답들에 마음을 열어라. 내면의 감각과 느낌을 알아차리고 무의식의 소리를 듣기 시작하면, 당신이 어디에 있든 자신이 결코 혼자가 아님을 깨닫게 될 것이다.

| 집 안을 요양소처럼 만들어라 |

이제 전환 계획의 실용적인 측면들을 살펴보자. 퇴원해서 집으로 돌아오면 익숙한 환경이라도 새삼스럽게 달라져 보일 것이다. 그때가 바로 치유를 위한 환경을 다시 살필 수 있는 좋은 기회이다. 주변에 있는 대부분의 것들은 단박에 눈에 띄지만 개중에는 한 번도 본 적이 없는 듯 생소하게 느껴지는 물건들이 있을 것이다. 사실 그것들은 당신이 늘 보던 것들이지만 "누가 저것들을 치울 시간이 있겠어?"라는 마음의 파일에 저장하고 감춰버렸기 때문이다.

이제 '당신'은 그것들을 치울 시간이 있다. 게다가 지금 당신은 힐링 모드에 있기 때문에 자신을 위해 좀 더 치유적인 공간이 필요하다는 생각을 갖고 있을 것이다. 풍수지리나 인테리어 전문가가 아닌 한 대부분의 사람들은 굳이 웰빙을 염두에 두고 생활 공간을 꾸미지는 않는다. 대체로 습관에 따라 그때그때 형성되는 환경 속에서 살아간다. 또한 밖에서 집으로 돌아오면 맨 처음 물건들을 내려놓는 곳이 늘 정해져 있다. 예를 들어 당신은 밖에서 신문을 들고 오면 주로 어디에 두는가? 병원 용어를 빌리자면 어디로 '퇴원' 시키는가?

요사프 — 우리 집에서는 읽지 않은 신문들이 거실 한쪽 구석에 산더미처럼 쌓이곤 한다. 나중에 시간나면 읽어야지 하면서 아내와 내가 밖에서 들고 온 신문을 그곳에 던져두기 때문이다. 그러나 대부분은 공간만 차지하다가 오며 가며 발길에 채일 때쯤 고스란히 내버려지는 경우가 다반사다.

만일 우리가 한동안 집을 떠나 있다가 새로워진 기분으로 돌아오면, 그러한 환경 속에서 살아가는 것이 결코 유쾌하지 않다는 사실을 금방 자각할 수 있을지 모른다.

퇴원해서 집으로 돌아오면 실생활에서 현실적으로 고려되어야 할 문제들이 많이 있다. 만일 장기간의 요양이 필요하거나 신체적 장애가 있다면 문제점을 확인하고 해결하기 위해 퇴원 담당자나 물리치료사의 조언이 필요할 것이다. 일상 활동에 불편을 초래할 수 있는 크고 작은 문제들이 무엇인지 살펴보라. 계단 수리가 필요한가? 화장실 사용이 용이한가? 욕조나 샤워 시설을 고쳐야 하는가? 밤중에 일어날 때 손쉽게 전등불을 켜고 끌 수 있는가? 식사를 챙겨줄 사람이 있는가? 비상 호출기(유사시 구조 요청을 위해 목에 걸 수 있는 작은 장치)가 필요한가? 시간을 갖고 보편적인 하루 일과를 짚어보며 어떤 것들이 불편한지 살펴보라.

필요하다면 휠체어 사용을 위해 현관 앞에 경사로를 만들거나 계단 난간에 손잡이를 설치하고 센서등을 다는 등 집을 개조하거나 보수할 수 있다. 만일 설치 비용과 시간이 너무 많이 들어가는 일이라면 당분간 거주할 수 있는 다른 곳을 고려해 보라. 요양 시설이나 친구 혹은 친척집을 알아볼 수도 있다.

어떤 문제들은 예측이 어려울 수도 있으므로 각별한 주의가 필요할 것이다.

버니— 내 장인은 낙상으로 사지마비가 되었을 때 많은 시간을 휠체어에서 보냈다. 그러나 그는 몸을 곧추세우고 앉아 있기가 힘들었다. 가족들이 자주 추켜세워 주곤 했지만 이내 구부정하게 앞으로 숙여져 늘 사람들의 발등만 바라보는 꼴이 되었다. 그런 처지가 몹시 답답했을 텐데도 아무런 불평을 하지 않아 우리는 그 문제를 전혀 의식하지 못하고 있었다. 그러던 어느 날 가정 방문 물리치료사가 왔을 때 등받침 조절이 가능한 휠체어가 있다고 알려주었다. 겉보기엔 아주 작은 변화였지만 그 휠체어는 장인의 삶에 큰 차이를 만들어주었다.

주위를 둘러보면 환자나 노인, 신체 장애인이 일상 생활 속에서 겪는 불편을 덜어주기 위해 특별히 제작된 물건들이 많이 있다. 집에서 치유하는 동안 특정 활동에 불편이 느껴지면 그 문제점을 개선할 수 있는 제품이나 해결책을 찾기 위해 도움을 요청하라.

집에서의 치유를 돕기 위해 필요한 것이 무엇인지 창의적으로 생각해 보라.

요사프— 몇 년 전 내 아내 슈라는 수술 후 장기간의 요양이 필요했다. 우리는 치유에 대한 이야기를 나누며 침실 문제를 고민했다. 아내가 쉬면서 대부분의 시간을 보내게 될 침실은 내 사무실 바로 옆에 위치해 있었다. 사무실에 하루 종일 켜 있는 전등과 잦은 전화벨 소리, 각종 장비에서 새어나오는 기계음, 수시로 들락거리는 나의 발걸음 소리들은 아내의 휴식에 방해가 될 것 같았다.

내가 사무실 공간을 침실 옆으로 정한 이유는 창문 너머로 아쇼칸 저수지와 샤완겅크 그리고 캣스킬 산맥이 한눈에 내려다보이는 전망 때문이었다. 탁 트인 전망은 언제나 넉넉한 여유로움과 상쾌한 기분을 느끼게 해 업무에도 도움이 되었다. 그러나 당장 아내에게 힐링 공간이 필요했다. 그래서 나는 사무실을 집 맞은편에 있는 건물로 옮겼다. 예상외로 나는 새로운 공간이 마음에 들었다. 전처럼 바깥 전망을 즐길 수는 없었지만 포근하고 아늑한 느낌이 좋았다. 또한 업무에 대한 집중도가 높아졌고, 음악을 크게 틀어도 아내의 휴식에 방해될 염려가 없었다.

그 밖에도 우리는 몇 가지 더 변화를 만들고 아내가 침실에서 전용으로 사용할 수 있는 전화를 새로 신청해서 가설했다. 그래서 일상적인 용건은 기존 전화로 우리가 받고, 아내는 가족들의 전화만 받을 수 있게 해서 가급적 휴식에 방해가 되는 요인을 줄였다.

단기간의 요양이 필요할 경우에는 주로 많은 시간을 보내게 될 공간에 좀 더 신경 써야 한다. 주변의 잡동사니들을 치우고 쾌적하고 여유로운 공간을 만들어라. 집 안에 평화와 고요함을 느낄 수 있는 공간이 없으면 지금 하나 만들어라. 침실 한쪽 구석이라도 괜찮다. 자연 경치가 담긴 그림, 분수대나 양초, 명상 음악은 즉각적으로 힐링 분위기를 연출하는 데 도움이 된다. 좀 더 나아가 사랑하는 사람들의 사진, 종교적 상징물, 기분 좋은 추억을 되살려주는 아이템들로 치유적인 환경을 돋보이게 할 수 있다. 이것은 당신이 원기를 회복하고 안정과 휴식을 취하는 특별한 공간이 될 것이다. 그러므로 모든 사람들에게 당신의 신성한 성소가 침해되어서는 안 된다고 말하라.

치유 환경을 조성하기 위해 시각적인 측면과 소음을 고려하고, 후각적인 요소에 대해서도 생각해 보라. 많은 연구에 따르면 사람들에게 행복감을 느끼게 해주는 향기가 있다. 대부분의 의사들은 냄새라는 것이 그처럼 강력한 영향력을 발휘할 수 있다는 사실을 의식하지 못하지만, 부동산 중개인들은 아로마의 효능을 잘 알고 집을 팔 때 지혜롭게 그 향기를 이용한다. 당신의 치유 공간을 바닐라 향이나 애플파이 등 심신을 위로해 주는 아로마로 채워라.

치유를 위한 성소가 준비되었으면 이제 당신은 시 쓰기와 편지, 집 주변의 정원 가꾸기 등 창의적인 여가 활동을 재개할 수 있다. 시간을 잊게 만드는 일들은 치유에 커다란 도움이 된다. 그러므로 할 수만 있다면 좋아하는 취미 활동을 많이 하라. 역으로 당신이 원해서 하는 일이 아니면 그것이 무엇이든 치유에 방해가 된다는 사실을 기억하라. 업무적인 일들은 시간을 잊을 만큼 즐기는 것이 아니라면 힐링 활동으로 볼 수 없다.

날씨가 허락한다면 매일 규칙적으로 한 번이라도 밖으로 나가라. 병원에 있을 때 자연 경치가 담긴 그림이 치유에 도움이 되었듯이 직접 자연을 바라보는 일은 회복을 촉진할 뿐만 아니라 통증을 완화시키는 효과가 있다. 만일 당신이 콘크리트 벽으로 둘러쳐진 아파트 건물에 산다면 더욱더 자주 밖으로 나가야 한다. 보행이 가능하다면 산책이나 경보, 자전거 타기를 시도해 보라. 휠체어를 타거나 목발을 짚고 혹은 붕대를 감고 밖으로 나가는 것을 창피하게 여기지 마라. 이웃 사람들이 어떻게 생각하는가는 중요하지 않다. 당신의 회복이 우선이며, 밖에서의 시간은 몸과 마음에 생기와 활력을 가져다준다. 만일 당신이 먼저 상처를 드러내면 다른 사람들도 연대감을 느끼며 자신들의 상처를 보여줄 것이다. 그러면 밖에서 보내는 시간은 그룹 치유의 시간이 될 수도 있다.

| 치유를 위한 시간 관리 |

집에서 치유를 준비할 때 공간뿐 아니라 시간적인 측면에 대해서도 고려해야 한다. 어떤 지원이 필요한지 살펴보고 우려되는 문제들을 주변 사람들과 상의하라. 각자의 스케줄을 감안해서 각각의 문제에 대해 누가 어떤 일을 맡아줄 수 있는지 정하라. 예를 들어 처방전을 받아오거나 약을 챙겨줄 수 있는 사람은 누구인가? 식사를 챙겨주고 붕대를 갈아줄 수 있는 사람은 누구인가? 집에 항상 있을 수 있는 사람은 누구인가? 하루중 어느 정도는 당신 혼자 있어도 괜찮은가? 만일 그렇지 않다면 사회 봉사 기관이나 간병인 단체에 도움을 요청하라. 아니면 이웃 사람에게 부탁할 수 있는지 알아보라. 어떤 일이든 부탁하는 것을 망설이지 마라. 부탁하지 않는 한 누가 도움을 줄 수 있는지 알 수 없다. 누군가에게 도움을 요청하는 것은 당신이 그들에게 신세를 지는 것이 아니라 호의를 베푸는 것이다. 봉사를 통해 뿌듯함과 보람을 느낄 수 있는 기회를 주는 것이기 때문이다.

애완동물은 훌륭한 힐링 벗이 될 수 있지만 당신이 요양중일 때는 부담이 될 수도 있다. 누가 개를 운동시키고 고양이 똥을 치우며 수의사에게 데려다줄 것인가? 이런 일들이 예전에는 별문제가 되지 않았겠지만 지금은 그들을 보살펴줄 누군가가 필요할 수 있다.

주변 사람들이 당신을 더욱 효율적으로 지원할 수 있도록, 청소나 장보기, 애완동물 돌보기 등 뒷바라지가 필요한 일들을 구체적으로 적어 리스트를 만들어라. 그런 다음 가족과 친구 등 지원팀을 모두 한 자리에 모아 리스트 중 그들이 도움을 줄 수 있는 항목이 무엇인지 각자의 사정을 고려해서 결정하게 하라. 당신이 지정할 필요는 없다. 만일 피를 보기만 해도 속이 메슥거리는 사람은 붕대를 갈아주거나 외근 간호사가 와서 혈액을 채취할 때 당신 곁에서 손을 잡아주는 역할에 적합하지 않을 것이다. 그 대신 그는 집안 정리나 화초를 돌보는 일에 적임자일지 모른다.

집 안에 갇혀 있다고 해서 움츠러들거나 은둔자처럼 지낼 필요는 없다. 그러나 또한 손님을 접대하는 호스트가 되려고 애쓸 필요도 없다. 당신이 누구인지는 자신이 결정하며, 사람들과의 만남 역시 자신이 선택해야 한다. 특별히 원하는 방문 시간대가 있으면 가족이나 친구에게 말해서 다른 사람들에게 알리게 하라. 당신은 병원에서 집으로 돌아온 첫 주말에 사람들이 한꺼번에 몰려오는 것을 원하지 않을 것이다. 따라서 병원에서 그랬던 것처럼 방문객 관리가 필요할지 모른다. 우스꽝스럽게 들릴지 모르지만 만일 사람들이 전화 통보 없이 그들이 편리한 시간에 느닷없이 방문한다면 표지판 사용을 재개해서 교통을 정리해야 한다. 그래야 양쪽 모두 좀 더 만족스런 방문 시간을 가질 수 있다. 집 안에서 눈에 잘 띄는 냉장고나 화장실 문 앞에 혹은 집 현관 앞에 표지판을 게시할 수 있다.

전화는 위로가 되기도 하지만 에너지를 고갈시키는 방해물이 될 수도 있다. 어느 쪽이 될지는 전화기가 아니라 당신이 결정해야 한다. 휴식이 필요할 때는 전화선을 뽑아두거나 벨소리를 꺼놓는다. 마찬가지로 이메일을 매 시간마다 확인할 필요는 없다. 장담하건대 이메일과 우편물을 확인하지 않는다고 해서 혹은 하루나 이틀쯤 전화를 받지 않는다고 해서 세상이 뒤집어지는 일은 없다. 믿기지 않는다면 한번 시도해 보라. 그래도 마음이 놓이지 않으면 전화기와 이메일에 자동 응답 메시지를 설정하고 언제 응답할 것인지 알려둘 수 있다.

일상에서 흔히 마주치는 정지 표지판이나 빨간 신호등, 전화벨 소리들은 알아차림이나 호흡에 의식을 모으는 신호로 이용할 수 있다. 이와 같은 신호들을 마주칠 때 치유를 위한 잠깐 멈춤의 시간으로 활용해 보라.

버니 앞서 3장에서 말했듯이 전화벨이 울릴 때마다 서둘러 받는다면 정말로 많은 정신적 에너지가 소모된다. 나는 전화가 걸려오면 적어도 벨이 세 번 울리기 전까지는 절대로 받지 않는다. 벨이 울리는 동안 나는 나 자신과 전화기 너머의 상대방을 위해 평화를 호흡한다. 당신도 시도해 보라. 그러면 전화를 받을 때 한결 부드럽고 침착한 자신의 목소리를 느낄 수 있고, 설령 그 전화가 알루미늄을 판매하는 광고 전화일지라도 짜증나거나 화가 치밀지 않을 것이다. 오히려 힐링의 기회를 제공해 준 판매원에게 고마운 생각마저 들지 모른다.

전화를 이와 같은 방법으로 사용하고 싶다면 가족들에게 미리 알려주어야 한다. 그래야 누군가 전화를 걸었을 때 당신이 즉각 전화를 받지 않더라도 걱정하지 않을 것이다. 일전에 내가 94세의 노모에게 전화를 걸었을 때, 평소 때와 달리 어머니는 곧바로 전화를 받지 않았다. 마침내 어머니가 수화기를 들었을 때 불안해진 내가 다그쳐 물었다. "엄마, 무슨 일 있어요? 왜 전화를 받지 않는 거예요?" 그러자 어머니가 "난 네가 가르쳐준 대로 했을 뿐이다"라고 대답했다. 나는 "엄마, 그건 다른 사람들한테 그렇게 하라는 거였어요. 엄마는 벨이 울리면 곧바로 전화를 받아야 해요. 그래야 제가 걱정하지 않잖아요!"라고 말했다.

이제 어머니는 나를 위해 벨이 울리면 즉각 전화를 받고 명상은 따로 시간 내어 하신다.

| 주체적인 마음가짐 유지하기 |

치유 환경을 조성하기 위해 집 안에 물리적 변화를 만드는 것 이상으로 중요한 것은 정신과 영혼을 돌볼 수 있는 시간을 갖는 일이다. 병원에 있을 때 당신은 환자라는 역할을 살지 않았다. 집에서도 마찬가지다. 진정한 당신 자신을 살아야 한다. 주변 환경의 모든 측면이 가능한 한 당신의 치유를 지원할 수 있게 하라.

집으로 돌아왔다고 해서 주체적인 마음가짐을 버려서는 안 된다. 병원에 있을 때와 마찬가지로 당신의 건강은 아래 사항들에 달려 있을 수 있다.

- 자기 자신의 강점과 한계 알아차림
- 경계를 설정하고 자기 육성에 필요한 시간 갖기
- 스트레스에 대한 자기만의 신호 알아차림

치유를 계속하고 싶다면 다음과 같은 주체적 자세를 유지하라.

- 치유 과정을 적극적으로 주도하기
- 슬픔과 상실감을 해결하기 위한 전략 개발하기
- 삶의 균형을 찾고 유지하기
- 치유를 위한 지원 시스템 구축하기

마지막으로 진지하게 고려해 보아야 할 것이 하나 있다. "당신의 집은 여전히 당신을 위한 집인가?" 로버트 프로스트Robert Frost(미국의 시인—옮긴이)의 말대로, 그곳으로 가야 할 때 당신을 받아들여 쉬게 하는 곳인가? 대부분의 사람들에게 집은 평생의 기억과 감정으로 가득 찬 공간이다. 당신의 기억은 즐겁고 행복한 것들인가 아니면 슬프고 고통스런 것들인가? 감정적 경험들은 상처가 되는 것들이었는가? 만일 현재의 집이 당신을 병들게 만들었거나, 그곳으로 돌아가는 것이 괴롭고 힘들었던 기억들을 되살리는 것이라면 다른 곳으로 가라. 집은 과거와 현재의 육체적·정신적 학대를 되살리는 곳이 아니라 휴식과 평화의 안식처가 되어야 한다.

불행히도 어떤 사람들에게는 집이 감옥이다. 만일 당신이 그런 경우라면 질병을 기회로 당신 자신을 자유롭게 하라. 그리고 따뜻한 보살핌과 애정을 느낄 수 있는 새로운 장소를 알아보라. 구하면 얻는다고 하였으니 찾아보면 분명히 있을 것이다. 당신은 혼자가 아니며 사랑받고 있다는 사실을 기억하라.

지금까지 우리는 주체적으로 자신의 치료에 참여하는 방법과 지원팀 꾸리기의 중요성에 대해 논의했다. 2부에서 우리는 가족과 친구, 간병인 들이 당신의 치유를 효율적으로 도울 수 있는 방법에 대해 조언할 것이다. 다음 2부를 당신이 먼저 읽고 당신의 회복을 돕고 싶어 하는 주변 사람들에게 권하라.

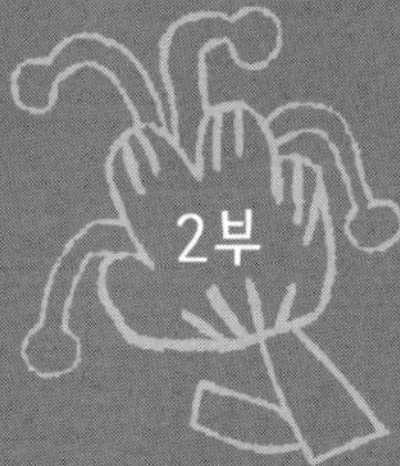

2부

가족, 친구 그리고 간병인의 지원 가이드

10

든든한 보호자 가이드

언젠가는 누구에게나 더 이상 자기 자신의 이익을 위해 대변할 수 없는 시간이 올지 모른다. 아무리 심지가 굳고 주체적인 환자라도 여전히 유한한 존재이며 때로는 누군가의 보살핌이 필요하다. 그 시점에 도달할 때 "나의 치유를 도와주세요"라는 말은 누군가에게 주도권을 잡아달라는 요청이며, 이때 앞으로 나서는 사람이 보호자 혹은 지원자라 할 수 있다. 환자마다 욕구와 바람은 다르지만 보호자에게 부탁하고 싶은 말은 한 마디로 귀결된다. "부디 나를 위해 당신이 할 수 있는 일은 무엇이든 해주세요."

누구라도 환자의 보호자가 될 수 있다. 사실 우리는 누구나 언젠가는 사랑하는 사람이나 친구 혹은 가족의 보호자가 되어야 할지 모른다. 어쩌면 이미 당신은 누군가의 보호자가 되어 있을지도 모른다. 의료직에 종사하는 사람이라면 종종 자신이 환자를 대변하고 있는 순간을 발견할 수도 있다. 이 장에서 우리는 당신이 누구이고 환자와 어떤 관계에 있든, 진정으로 환자를 지켜주는 든든한 보호자가 되려면 어떻게 해야 하는지 그리고 보호자로서 해야 할 일이 무엇인지에 대해 이야기하려고 한다.

보호자의 역할은 환자가 무엇을 원하는가에 따라 다르다. 개중에는 자신의 치료에 전혀 관여하지 않으며, 그 대신 누군가가 나서서 치료에 대한 모든 선택과 결정을 대신해 주기를 바라는 환자들이 있다. 반면 우리가 권하는 힐링 철학에 고무된 사람들은 시종일관 자신의 치유를 주체적으로 이끌어나가고 싶을지 모른다. 그러나 이처럼 주체적인 환자라도 갑작스레 병세가 악화되거나 기력이 떨어지면 일시적으로 주도권을 잡아줄 누군가가 필요할지 모른다. 그럴 경우 이들은 그들의 지원을 요청하고 주도권을 맡겼다가 병세가 호전되면 다시 회복할 수 있다.

훌륭한 보호자는 스스로도 주체적인 동시에 환자에게도 주체적으로 행동하도록 권한을 부여해 주는 사람이다. 그런 보호자라면 이렇게 행동할 것이다.

- 만일 환자가 자기 자신을 옹호할 수 있다면 어떻게 할지 예측하고 그대로 대행한다.

- 현재의 상황을 환자의 입장에서 판단하고 그에 따라 대응한다.
- 환자의 존엄성과 판단, 사생활, 자율성을 존중한다.
- 환자의 상태와 능력, 정신적 의지의 변화를 살피고, 그에 부응하여 전체적인 지원이 필요한지, 부분적인 보조 역할로 충분한지 결정한다.
- 환자와 관련된 의료진과 가족, 친구 등 주변 사람들이 모두 한 마음으로 환자의 치유와 위안에 초점을 맞추도록 독려한다.
- 지속적으로 환자의 관심사와 기대, 기호, 욕구를 살펴 충족시키며, 환자와 연계된 모든 사람들이 마찬가지의 노력을 기울일 수 있도록 통솔한다.

만일 당신이 '난 상관없어' 타입의 환자를 보살피고 있다면 당신이 '상관하는' 사람이 되어야 한다. 어느 정도로 세심한 관여가 필요한지는 보호자인 당신이 결정해야 한다. 그 반면 자신이 원하는 것과 원하는 방식에 대해 뚜렷한 주관을 갖고 있는 환자의 보호자는 그것이 무엇이든 환자가 원하는 방식으로 지원해야 하며, 자신의 사적 견해를 철저히 배제하고 객관적인 입장에서 오직 환자의 욕구와 바람을 실행해야 한다. 훌륭한 보호자는 환자의 의지를 대변하고, 환자가 상황에 대한 통제권을 행사할 수 있도록 힘을 실어주어야 하며, 어떠한 일이 있어도 자신의 잣대로 환자를 비판하거나 실패자처럼 느끼게 만들어서는 안 된다.

보호자는 진료실과 응급실, 병실, 검사실, 수술 당일, 요양원 등 언제 어디서나 어떤 상황에서든 환자를 보조할 수 있다. 환자가 투병하는 곳이 어디든 보호자의 임무는 똑같다. 질병이 자신의 것이 아님을 기억하고 그것에 대한 환자의 책임을 허용하면서, 다만 환자의 바람과 의지를 대변하고 환자가 원하는 방식으로 원하는 치료를 받을 수 있도록 힘써야 한다.

버니 — 마이크와 바바라 튜치오는 내가 운영하는 환자들의 지원 모임에 매주 참석한다. 참석자들 간에 소개가 진행될 때 환자의 보호자들은 대부분 자신을 '운전사'라고 소개한다. 다음은 '운전사'라는 제목으로 마이크가 쓴 글이다. 그는 환자의 보호자를 치유 여정의 동반자라고 표현하고 있다. 나는 이 글이 환자의 보호자라면 누구나 공감할 수 있을 것이라 생각한다.

운전사

결혼 37년 동안 우리는 수많은 우여곡절을 함께했다. 그러나 지난 시련들과 달리 절반으로 쪼갤 수 없는 이 고통을 어떻게 하면 똑같이 나눠가질 수 있을까? 아니다. 어쩌면 이것은 전혀 다른 차원의 패러다임인지 모른다.

8월의 그날, 아내가 검사를 마치고 집으로 돌아왔다. 사타구니의 림프절이 연약한 살갗을 비집고 튀어나올 듯 확대되었다. 절박한 심정으로 인터넷을 뒤졌다. 두 가지 가능성이 검색되었다. 하나는 양성 감염, 다른 하나는 정체불명의 암.

지금은 보복을 생각할 때가 아니다. 정확한 정보와 자료를 수집하고, 초대 없이 찾아온 이 불청객의 도전에 응수해야 한다. 우리는 입수한 정보를 탐구하고, 이놈의 정체를 밝혀 어디서 왜 왔는지, 그리고 어떻게 쫓아낼 것인지 연구하며 전문가들과 상담할 것이다. 또한 통계치를 내고 프로토콜을 찾아 위풍당당한 기세로 이 침입자에게 전쟁을 선포할 것이다.

그러나 암울한 숫자들, 너무 많은 프로토콜이 아내와 나를 혼란과 절망에 빠뜨린다. 두려움과 공포, 불안의 소용돌이 속에서 우리가 할 수 있는 일은 무엇일까? 그렇다. 생존자들을 찾아내고 그들의 투병기를 읽을 수 있다. 살아남기 위해 아내가 할 수 있는 무엇인가가 있으리라.

그러나 나는 아내의 현실과 분리되어 있다. 암덩이는 내가 아닌 아내의 몸속에 있다. 운전사와 승객을 가르는 리무진의 유리벽처럼. 비록 차 안의 두 사람은 함께 여행하지만 나는 단지 운전사일 뿐이다.

아내가 새로 만난 의사들은 감동적이다. 그들은 정말로 우리의 이야기를 들어주며 중요한 정보를 준다. 우리는 다시금 자신감을 회복하고 힘차게 앞으로 나아간다. 두 딸 테레사와 도나는 치료에 대한 우리의 선택과 결정을 돕는다. 아이들은 언제나 우리가 의료진을 만날 때마다 함께 있으며 든든한 버팀목이 되어준다.

화학 약물 치료가 아내의 종양을 수술 가능한 크기로 줄여주었다. 우리는 일주일에 한 번 로드아일랜드의 프라비던스로 간다. 우리는 그동안 익숙해 있던 삶에 변화를 만들어야 한다. 아내는 생존자가 되기 위해 무엇이든 해야 하고, 나는 그 나머지를 맡을 것이다.

아내가 투병하는 동안 나는 가까스로 유지되는 컨설팅 사업을 돌보며, 나머지 시간은 집안일에 매달린다. 그러나 시늉만 낼 뿐 어떤 일도 제대로 되는 것 같지 않다. 한번은 누군가 내게 말했다. "뭔가 하신다는 게 이거였어요?"

우리는 한 팀이다. 하나의 목표를 갖고 있는 두 사람. 나는 유리벽 너머 아내의 세상으로 날마다 희망을 배달할 것이다. 방향을 조정하고 유지하며, 필요하면 우리의 행로를 바꿀 것이다. 여행하는 동안 우리는 매 순간을 살며 찰나의 햇살과 산들바람도 놓치지 않을 것이다.

아내의 신앙은 투병에 든든한 지원군이다. 우리는 이따금 안수기도에 참석한다. 목사님이 아내의 머리 위에 손을 얹고 아내가 두 손을 그 위에 포갠다. 일시에 유대가 형성된다. 이보다 더 좋을 수는 없다.

봄이다. 아내에게 살이 좀 올랐다. 아마도 내 음식 솜씨가 좋은가 보다. 앙상했던 근육들은 주인의 사용을 기다리듯 서서히 자취를 드러낸다. 아내의 젖가슴도 약간 더 부풀어 올랐다. 가슴까지 차오른 복수로 익사되었던 폐가 왕성한 생명 활동을 시작했다는 증거다.

봄이다. 아내가 점점 생기를 회복하고 있다. 이제 아내는 해마다 가꾸던 뜨락에 꽃들을 심으며 정원에 있다. 아내가 통제권을 행사할 수 있는 소중한 생명들이다.

2001년 여름, 아내가 수영을 즐기고 있다. 수상 스포츠를 좋아하는 아내가 마침내 물 속에 있다. 그리고 7월의 끝, 항암 치료를 받는 날 아내는 드디어 수상 스키를 시작했다. 아! 얼마나 벅차고 감동적인 순간인가, 아내와 나 그리고 두 딸에게! 얼마나 강인한 삶의 투지인가, 불굴의 내 아내에게! 아! 이보다 더 좋을 수는 없다.

암 투병을 시작한 지 2년이 지났다. 우리의 싸움은 아직 끝나지 않았다. 꿋꿋하게 버텨준 아내가 자랑스럽다. 이제 아내는 지난 고통을 공유하며 많은 암 환자들의 희망이 되었다.

나는 운전사다. 하느님, 길을 인도해 주셔서 감사합니다. 계속해서 저희를 이끌어주소서. 아내에게 당신의 은총을 베풀어주소서. 그리하여 우리가 다시 나란히 앉아 함께 여행하게 하소서. 우리의 여정을 당신께 맡깁니다.

| 보호자로서의 준비 |

보호자의 역할을 맡기로 결정하기 전에 몇 가지 자문해 보라. 이것은 진정 내가 원하는 일인가? 아니면 죄책감이나 의무감 혹은 아집 때문에 책임을 지려는 것인가? 나의 동기는 순수한 사랑과 연민이라고 말할 수 있는가? 솔직하게 대답해 보라. 그러면 당신이 정말로 보호자가 될 수 있는지 없는지 알게 될 것이다.

보호자는 자기 자신이 치유된 삶을 살 때 환자를 더 잘 보살필 수 있다는 사실을 알아야 한다. 진정으로 준비된 보호자만이 비바람이 휘몰아치는 듯한 험난한 치유 여정에서 흔들리지 않고 꿋꿋하게 중심에 서 있을 수 있다. 그렇지 않으면 도리어 환자에게 불안과 두려움을 가중시키고 상황을 악화시킬 뿐 아무런 도움이 되지 않는다.

만일 배우자에게 지원이 필요하지만 당신이 보호자로서 준비되었다는 생각이 들지 않는다면 그 일을 다른 사람에게 맡겨라. 부득이 당신 이외의 다른 사람이 없다면, 막다른 처지에 몰린 환자에게 연민을 갖고 주도권을 부여하면서, 부탁하는 일들을 들어주도록 하라. 과거는 이미 지나갔다는 사실을 기억하면 도움이 될 수 있다. 지금 당신이 할 수 있는 일은 현재를 살며 지원이 필요한 누군가에게 손길을 뻗어주는 것이다. 어쩌면 환자를 보살피는 동안 과거의 상처들이 치유될지 모른다.

그러나 아무리 애써도 관계가 개선되지 않고, 당신으로 인해 오히려 환자의 건강이 악화된다면, 보호자로서의 역할을 중단해야 한다. 만일 팽팽한 관계 때문에 환자의 에너지가 고갈된다면 보호자가 없는 편이 더 낫다.

보호자가 될 준비가 되었으면 아래에 제시된 사항들을 시작하라. 이것은 본래 전문적인 요양 간병인들을 위해 만든 행동 지침이지만 보호자에게도 적용할 수 있다.

- 환자의 상황과 욕구를 꼼꼼히 살펴보라.
- 치유 계획을 세워라.
- 환자에게 필요한 모든 서비스를 알아내고 확보하라.—법적인 자문에서 간호, 요양, 집수리에 이르기까지.
- 환자를 포함한 가족들과 지원팀에 대한 지원과 상담도 준비하라.
- 환자의 말을 경청하라.

이들 중 가장 중요한 사안은 환자의 말을 경청하는 일이다. 보호자가 될 때, 어느 의사가 쓴 다음의 이야기를 떠올려보라. 어느 해 눈 내리는 금요일 오후, 그의 진료실로 한 여성 환자가 찾아왔다. 만성 질환을 앓고 있는 그 여성은 질병으로 인한 여러 가지 고통과 불편을 호소하고 싶어 했다. 그러나 참을성 있게 환자의 이야기를 들어줄 만한 인내심이 없었던 그는 서둘러 처방전을 써주고 진료실을 나왔다. 그리고 퇴근하기 위해 외투를 걸치고 주차장으로 향했다.

차에 올라타고 키를 돌렸지만 어찌된 영문인지 차에 시동이 걸리지 않았다. 그는 금요일 오후 늦은 시간에 눈까지 내리고 있어서 실제로 도움을 받을 수 있을 거라는 기대 없이 길 건너 정비소로 향했다. 그러나 놀랍게도 정비사가 마치 자기 일처럼 걱정하며 주말인데도 차를 고쳐주겠다고 했다. 그러곤 차가 수리되는 동안 이용하라며 사륜 구동차를 내주었다. 심지어 그는 눈발이 휘날리는 밖으로 나가 그 의사를 위해 시동을 걸어 차 안을 덥혀주었다.

정비사가 내준 차를 운전해 집으로 돌아오면서 그는 자신이 환자를 대하던 태도와 달리 정비사는 자신을 인간적이고 따뜻하게 보살펴주었다는 사실을 깨달았다. 그는 질병으로 인한 상실감과 고통을 이야기하고 싶어 하던 그 여성 환자에 대해 생각했다. 그리고 이제부터 사륜 구동의 진료를 펴는 의사가 되겠다고 다짐했다.

사실상 이 의사와 같이 사무적이고 냉담한 태도로 환자를 대하는 의료인들이 많다. 그러나 환자들은 대부분 그러한 태도를 묵인하거나 말없이 참아낸다. 그 이유를 이해하기란 어렵지 않다. 만일 당신이 환자라면, 그리고 새벽 2시에 어떤 응급 조치가 필요할지 모르는 상황에서, 의사나 간호사가 제대로 돌봐주지 않는다고 따지거나 불만을 제기할 용기가 나겠는가? 만일 그랬다가, 실제로 당신에게 응급 상황이 발생했을 때 하필이면 그날 당직인 사람들이 이전에 당신이 호통 쳤던 바로 그 의료진이라면 어떻게 하겠는가? 그들이 다가와 따뜻하게 당신을 보살펴주려고 할까? 도움이 필요할 때 호출 버튼을 누르면 그들이 친절하게 응답하고 달려와 줄까, 아니면 모른 척 고통받게 내버려둘까?

만일 당신이 병원이나 요양원에서 다른 사람들의 손길에 의지해 살아야 하는 입장이라면, 아무리 정당한 불만이라도 섣불리 말을 꺼내기가 두려울 것이다. 어쩌면 순종하며 조용히 참는 편이 더 낫다고 생각할지 모른다. 비록 그것이 수준 이하의 간호를 받는 것이라도 말이다.

보호자로서 할 수 있는 가장 중요한 임무 중 하나는 환자가 두려워할 때 나서서 옹호하고 대변해 주는 일이다. 그래서 환자 대신 문제를 일으키는 '트러블 메이커'가 되어주는 것이다. 그러나 불만을 제기하기 전에 반드시 의견을 충분히 들어보는 시간을 가져야 한다. 현명한 보호자는 환자의 고충을 해결하는 동시에 그로 인해 거리감을 형성하거나 차후에 환자가 불편을 느끼게 될 만한 환경을 조성하지 않는다. 또 고통을 호소하려던 환자를 묵살해 버리는 앞서의 그 의사처럼 벽을 쌓지도 않는다. 훌륭한 보호자는 양쪽 모두에 대한 이해와 연민을 갖는다.

버니 요양원에 있던 내 장인의 환자 차트에는 "사위가 문제를 일으킴"이라고 기재된 항목이 있다. 내가 왜 문제를 일으켰냐고? 왜냐하면 그들이 이마가 가렵다는 사지마비 환자에게 진정제를 투여하고 있었기 때문이다! 나는 그들이 약물을 이용해 장인을 잠재우고 식물 인간으로 만드는 대신 그의 이마를 긁어주기를 바랐다. 장인은 만일 '자기가' 가렵다고 불평하면 나중에 그들의 손길이 필요할 때 도와주지 않을까봐 두려워했다. 그래서 내가 보호자가 되어 장인을 대변하고 장인 대신 문제아가 되어주었다.

| 보호자가 알아두어야 할 일 |

우리가 구독하는 코칭 뉴스레터의 표지에는 "우수한 선수는 우수한 감독이 길러내지만 감독에게 의존하지 않는다"는 문구가 씌어 있다. 오랜 세월의 경험을 통해 우리는 승리하는 환자는 의사와 보호자의 노력이 크지만 결코 그들에게 의존하지 않는다는 사실을 알았다.

보호자와 환자의 관계는 근본적으로 상호 신뢰를 바탕으로 하는 쌍방 관계이다. 보호자는 언제, 어떤 상황에서든 솔직함과 확신을 바탕으로 행동하고 판단해야 할 책임이 있다. 그러자면 자신이 하는 일에 대한 믿음이 있어야 한다. 보호자는 치료에 대한 환자의 결정에 확신을 가져야 하며, 환자의 욕구와 바람을 존중하고, 중대한 결정을 내릴 때 반드시 그것들이 반영될 수 있도록 힘써야 한다. 보호자는 환자의 마음과 일치하여 환자의 정신적 변화를 감지하고, 시시각각 변하는 환자의 작은 신체적 변화 또한 민감하게 알아차려서 신속하게 전문 의료인의 도움을 받을 수 있도록 대처해야 한다. 또 치유 계획을 조정하여 그때그때의 변화에 대응하면서, 환자의 욕구가 바뀌면 그에 따라 보살피는 방식 또한 변경해야 한다.

보호자로서의 역할을 성공적으로 수행하려면 환자의 치유에 필요한 정보를 부지런히 습득하고 공부해야 하며, 최소한의 위험으로 그것들을 환자의 치유에 접목시킬 수 있는 방법을 찾아보아야 한다. 보호자는 환자에게 필요한 의학적 치료와 조치가 무엇인지, 어떤 방법으로 치료가 진행되는지 알아야 한다. 그러나 환자가 어떤 치료를 받든 그것은 자신이 의도한 것이 아니라 환자가 원하는 것임을 분명히 해야 한다. 보호자와 나머지 주변 사람들은 환자에게 다양한 의학적 치료법과 보완 요법들을 제안할 수 있지만, 최종 선택과 결정은 반드시 환자에게 맡겨야 한다.

버니

나는 아버지가 중병에 걸렸을 때 아버지를 위해 최선이라고 판단한 치료법을 제안했다. 치료가 끝났을 때 아버지가 내게 물었다. "이렇게 힘들다는 걸 네가 알았다면, 그래도 넌 나한테 그 치료를 권했을 것 같니?" 아버지의 고통을 곁에서 지켜보는 것은 내게도 힘든 일이었다. 그럼에도 불구하고 나는 내가 아버지였더라도 그 치료를 선택했을 것이라고 분명하게 말할 수 있었다. 또한 정말로 나는 그것이 옳다고 믿었다. 그러나 그 치료가 실수였다고 생각한다면 나는 또한 그렇게 말했을 것이다. 정직은 모든 관계에서도 그렇지만 보호자와 환자의 관계에서는 특히 더 중요하기 때문이다.

환자에 대한 지원은 옳고 그름을 따지며 경쟁하는 일이 아니다. 보호자인 당신도 여전히 인간이며, 인간인 이상 실수로부터 완전히 자유로울 수는 없다. 그러므로 "죄송해요. 제가 틀렸습니다"라고 말할 준비를 해두어야 한다.

보호자는 환자의 법적 권리를 알아두어야 한다. 환자의 주변 사람들도 마찬가지다. 만일 의료 과실이나 경제적 문제가 불거지면 보호자가 나서서 결정을 내릴 수 있는 준비가 되어 있어야 한다. 때로는 의료 소송이 고려되어야 할지도 모른다. 그러나 성공적인 결과를 얻게 되더라도 법적 조치로 심리적 상처가 치유되는 것은 아니라는 걸 알아두라. 그럼에도 불구하고 환자의 권리와 이익은 반드시 보호되어야 한다.

때로는 환자에게 든든한 보호자가 있다는 사실만으로도 의사와의 분쟁이나 보험 회사 혹은 치료에 관련된 사안들이 순조롭게 해결되는 경우가 많다. 요즘은 의료 서비스와 환자의 법적 권리에 대한 보호 조치들이 예전보다 많이 개선되고 있다. 보호자인 당신이 환자의 곁을 지킬 수 없을 경우, 혹시 있을지 모를 사소한 문제나 불편에 대해서는 환자가 직접 상황을 통제하고 도움을 요청할 수 있도록 환자의 손이 닿는 곳에 호루라기나 딸랑이같이 소리 나는 물건들을 대비해 두라.

환자의 입원이 장기화되리라는 판단이 들면 보호자는 정신적·육체적으로 지치는 것을 막기 위해 자신을 보조하는 사람이 필요할 수 있다. 사랑으로 유지될 수 없는 헌신은 분한 마음을 일으키고, 도움보다는 해가 된다. 혼자서 오랫동안 환자를 돌보다 보면 육체적·정신적으로 지쳐 극도의 피로나 소진burn-out 증상을 겪게 된다. 이것은 서로 다른 별개의 문제이며, 각기 다른 방식으로 치유되어야 한다. 단지 피곤한 것이라면 약간의 휴식을 통해 회복할 수 있지만, 몸과 마음이 소진된 경우에는 삶의 방식을 바꾸지 않는 한 치유될 수 없다. 다시 말해 보호자의 자리에서 물러나거나 자신을 보조해 줄 사람을 데려와야 한다.

보호자의 역할은 환자의 퇴원 과정에서도 중요하다. 앞 장에서 우리는 환자의 퇴원 후의 치유 계획에 대해 논의했다. 보호자는 그 계획에 적극적으로 관여해야 한다. 또한 환자가 퇴원할 때 곁에 있으면서 간호사와 의사가 전달하는 주의 사항과 추후 관리에 대한 정보를 귀담아 들어야 한다. 만일 퇴원 후 후속 진료가 예정되어 있으면 집에서 병원까지 오갈 수 있는 환자의 운송 방법을 계획하고, 나머지 가족이나 친구 등 가까운 사람들과 의논하여 외래 진료가 예정된 시간에 환자와 함께 있으면서 보조할 수 있는 사람이 누구인지 정해야 한다.

환자의 보호자는, 특히 노약자나 중병에 걸린 환자를 보호하는 사람은 민감한 순간을 담대하게 받아들일 수 있는 마음가짐이 필요하다. 당신이 보살피는 환자가 어느 순간에 "피곤해. 더 이상 치료받고 싶지 않아"라고 말할 수 있는 가능성에 대비하라.

운동 선수들은 은퇴한다. 우리도 그럴 것이다. 누구에게나 육체의 기능이 쇠락하여 더 이상 그 안에 거주하는 것이 진정으로 살아있는 것이 아닌 때가 온다. 만일 당신이 보살피고 있는 환자가 그 시점에 와 있다면 보호자로서 신중하고 침착하게 그를 대변해야 한다. 주변 사람들과 의료진을 격려하여 죽음은 환자뿐 아니라 어느 누구에게도 실패가 아니라는 점을 깨닫게 하라. 그리고 환자의 죽음으로 그들이 겪게 될 문제나 괴로움을 덜기 위해 죽음을 연장하려 해서는 안 된다는 점을 이해시켜라. 환자가 평온한 죽음을 맞이할 수 있도록 가족들과 주변 사람들을 독려하여, 서로 해야 할 말들을 하게 하고 묵은 상처를 치유하게 하라. 우리는 보호자인 당신을 고무시키기inspire 위해 이 글을 쓰고 있지만, 언젠가 이를 종료expire해야 할 때가 올지 모른다.

당신이 보호하던 소중한 사람이 떠나 상실감에 시달릴 때, 당신의 그 아픔을 다른 사람들의 슬픔을 헤아리는 밑거름으로 삼으라. 우리는 서로의 상처와 아픔을 공유할 때 모두 치유자가 될 수 있다. 자신의 감정을 인정하고 이야기하며, 다른 사람들 또한 그들의 감정을 표현할 수 있게 도와라. 그것이 슬픔으로 자신을 고립시키고 망연자실해 있거나 술과 약물에 의존하는 것보다 훨씬 건강하다. 축복은 여러 가지 형태로 찾아온다. 때로는 우리가 어둠의 시간을 경험하지 않으면 빛의 소중함을 알 수 없다.

만일 환자가 병원에서 죽음을 맞이하면 어려운 시기에 그곳에 함께 있어준 병원 사람들에게 고마움을 표현할 수 있다. 얼마 동안의 시간이었든 그것은 진정한 순간들이었다. 당신의 상실은 그들에게도 상실이다. 의료진은 자신들의 고통을 거의 표현하지 않지만, 당신이 그들로 하여금 슬픔을 인정하도록 도울 수 있다. 장례식에 그들을 초대하라.

물론 당신은 사랑하는 사람을 잃고 싶지 않았을 것이다. 그러나 때로는 당신이 원하지 않는 바로 그 경험들이 당신으로 하여금 의미를 찾게 만드는 것들이다. 기억하라, 삶은 시작의 연속이다.

| 어린이나 노인 환자의 보호자 |

어린이 환자의 보호자는 반드시 아이에게 자신을 돌보는 간호사와 치료자들이 누구인지 알려줘야 한다. 가능하면 아이가 모든 의료진을 미리 만나 얼굴을 익히게 하라. 그래야 치료를 받을 때 아이가 두려워하지 않는다. 아이의 불안과 공포심, 통증을 덜어주기 위해 입원하기 전에 장난감과 봉제 인형, 게임기 등 아이의 관심을 돌릴 수 있는 물건들을 챙기고, 가능하다면 집에 있을 때와 같은 환경을 만들어 아이가 편안함을 느낄 수 있게 도와라. 어린이 환자의 보호자는 철부지 아이처럼 행동하기를 두려워해서는 안 된다. 끝으로 주체적인 태도는 어른들만큼이나 아이들에게도 중요하다는 사실을 기억하라. 따라서 아이에게 "진찰대에 네가 직접 올라가고 싶니, 아니면 우리가 들어 올려줄까?"와 같이 물어서 아이에게 선택권을 주고 통제감을 느낄 수 있게 하라.

아이의 신뢰를 얻을 수 있다면 당신의 말은 최면적인 힘을 발휘할 수 있다. 우리가 알고 있는 꼬마 소년은 항암 치료를 받는 동안 머리카락이 전혀 빠지지 않았다. 소년의 부모가 아이의 비타민 병에 붙은 상표를 떼고 '머리가 자라는 약'이라고 써 붙인 항암제를 주었기 때문이다. 아이나 어른을 속여 건강하게 만드는 것을 두려워하지 마라. 거짓말을 하라는 이야기가 아니다. 불확실성 앞에서 희망을 줄 수 있는 길을 선택하라는 뜻이다. 눈먼 다람쥐도 이따금

도토리를 줍는다지 않던가!

노인 환자의 보호자가 할 수 있는 중요한 일 중 하나는 환자의 자존감을 높여 스스로 쓸모 있는 사람이라고 느끼게 만드는 것이다. 그러므로 사적인 고민이나 가정 문제를 털어놓고 오랜 세월의 연륜과 경험에서 숙성된 그들의 지혜와 조언을 부탁해 보라.

버니 내 어머니는 당신의 도움을 필요로 하는 사람이 없으면 자신의 신변에 대해 걱정하기 시작한다. 그러다가 가족들이 고민거리를 들고 나타나면 금세 오만가지 걱정을 잊고 문제를 해결해 주기 위해 온 신경을 집중한다.

노인 환자의 보호자는 환자에 대한 지원뿐 아니라 환자의 집안일도 신경 써야 한다. 정원 손질이나 집수리, 청소 등은 집을 소유하고 있는 노인을 보살필 때 간병 계획에 반드시 포함해야 한다. 내 어머니의 집을 관리해 주던 정원사와 배관공은 어머니가 입원했을 때 적극적인 지원팀의 일원이 되어 큰 위로가 되어주었다.

노인 환자의 보호자는 노인들에게 소용되는 보청기, 안경, 돋보기 등의 일상 용품에도 신경을 써야 한다. 필요한 약들이 모두 구비되어 있는지 살피고, 정확한 복용량과 복용 시간을 지킬 수 있는 시스템이 마련되어 있는지 확인하라. 또 1차 진단 이외에 만성 질환이나 혹시 생길지 모르는 급성 증상들을 살펴라. 그것들 역시 진단과 치료가 필요할지 모른다. 환자가 따로 복용하는 기존의 처방전이나 한방약, 일반 의약품, 건강 보조제가 있으면 목록을 만들어 이것들을 함께 복용하는 데 따른 이상 반응이나 부작용이 없는지 의사와 상의하라.

| 보호자의 질문 |

보호자는 환자를 올바로 보살피기 위해 끊임없이 질문해야 한다. "혹시 궁금한 거 있으세요? 어떻게 도와드릴까요? 어디가 불편하세요? 특별히 갖고 싶은 것이나 먹고 싶은 것 있으세요? 오늘 기분은 어때요? 무슨 생각 하고 계세요?" 등등 지속적으로 환자에게 질문하라. 어떤 면에서 환자의 보호자는 피고측 변호인과 같다. 정확한 사실을 숙지하고 핵심 정보를 캐내어 배심원들(보호자 자신을 포함한 의료진, 가족, 친구 등)에게 '피고인'인 환자가 충분한 이해와 지지를 얻을 수 있도록 변론을 준비해야 한다.

만일 질문에 대한 환자의 답변이 "아뇨. 괜찮아요. 필요한 것 없어요. 걱정 말아요. 아무 문제 없어요"와 같이 모두 부정적이라면 그 말을 액면 그대로 받아들이지 마라. 그것들은 솔직한 답변이 아닐 수도 있다. 특히 어린이나 어머니 환자는 가족들을 걱정시키지 않으려고 자신의 감정과 욕구를 숨기는 경향이 있다. 심지어 이것이 지나친 환자들은 자신의 죽음을 가족들이 병실을 떠날 때까지 미루기도 한다. 실제로 병원에서 환자들의 사망은 대부분 가족이나 의료인이 주변에 없는 이른 새벽녘에 많이 발생한다.

그러므로 설령 환자가 괜찮다고 말하면서 필요한 것이 없다고 사양해도 단념하지 말고 계속 물어라. 그러면 환자도 정말로 궁금해하며 돕고 싶어 하는 당신의 진심을 헤아리게 될 것이다. 만일 당신이 나이든 부모님을 보살피고 있다면 자식들을 위해 자신을 희생하거나 걱정하지 않도록 부모님을 안심시켜야 한다.

보호자로서의 할 일이 너무 많고 책임이 무겁다는 생각이 들지 모른다. 어떤 면에서는 실제로 그렇다. 그러나 지레 부담감에 눌릴 필요는 없다. 의무감이 아닌 진정한 동기에서, 환자를 위해 아낌없이 자신의 시간과 노력을 헌신할 수 있는 사랑과 연민의 마음을 갖고 시작한다면, 나머지 보호자의 일들은 버거운 임무가 아니라 따뜻한 사랑의 표현에 지나지 않는다. 보호자의 주된 역할은 치유 여정에서 환자가 선택하는 행로를 따라 동행하는 것이다. 보호자가 모든 것을 다 알아야 할 필요는 없다. 사실 무엇이 옳은지 다 알고 있다고 독단하는 보호자는 매우 위험하다. 그래서 가끔 우리는 환자들에게 "만일 당신의 보호자가 모든 것을 알고 있으니 무엇이든 다 알아서 하겠다고 주장하면 새로운 보호자를 찾으셔야 합니다"라고 경고한다.

보호자와 환자의 관계는 깊고 만족스러우며, 심지어 질병이 주는 축복의 하나일 수도 있다. 우리가 도운 젊은 여성 암 환자가 시를 써서 보냈다. 그녀는 세상에서 가장 비밀스런 장소에 대해 이야기했다. 그곳은 우리들 각자의 깊은 내면에 있으며, 혼자서 무엇인가를 생각하고 싶을 때 찾아가는 곳이라고 했다. 심연의 그곳에서 우리는 꿈을 찾고 진정한 자아를 발견한다. 이따금 누군가 따라와서 그 안으로 들어가는 입구를 발견하면, 우리는 그곳에 있는 모든 것을 허락할지 모른다. 훌륭한 보호자가 된다면 당신이 그 비밀스런 장소에 가보았고, 도움이 필요한 누군가의 진정한 벗이 되었다는 사실을 깨닫게 될 것이다.

11

병문안 방법

설령 당신이 환자의 보호자가 되는 일은 없더라도 누군가를 병문안해야 하는 경우가 있을 것이다. 믿기지 않겠지만 문병 가는 것을 두려워하는 사람들이 있다. 혹시 당신도 문병을 가려면 어쩐지 불안하고 부담스러운가? 문병 예절을 배운 적이 없어서 걱정되는가? 환자에게 무슨 말을 하고 어떻게 행동해야 하는지 몰라 두려운가? 만일 당신이 문병만 아니라면 무엇이든 하겠다는 이른바 '문병 공포증'이 있는 사람이라면 이제 걱정하지 않아도 된다. 우리가 당신에게 문병에 대한 모든 것을 가르쳐줄 것이다.

당신이 문병 가기를 불안해하는 데는 그럴만한 이유가 있을지 모른다. 어쩌면 환자의 고통이나 상태, 예후 혹은 통증을 목격하는 것이 두려울 수 있다. 혹은 병원에 도착했을 때 환자의 기분이 어떤지 짐작할 수 없고, 예기치 않은 사고가 발생할 경우 어떻게 대처해야 하는지 모르기 때문일 수 있다. 아니면 문병에 대한 고통스런 기억이나 의무감 때문인지 모른다. 아이러니하게도 당신이 방문하려는 환자 역시 똑같은 걱정을 하고 있을 수 있다. 특히 집에서 가장 역할을 해온 사람이라면 불안해하는 당신을 편안하게 해주는 것이 자신의 책임이라고 생각할지 모른다.

사실상 병문안은 숨쉬기만큼이나 자연스러워야 한다. 그런데 우습게도 요즘 우리는 숨쉬는 방법에 대해서도 돈 내고 배운다. 왜냐고? 올바르게 숨쉬는 방법(모든 갓난아기들이 갖고 있는 그 재능)을 잊어버렸기 때문이다. 마찬가지로 우리는 누군가를 자연스럽게 방문할 수 있는 능력을 잃어버렸다. 그것은 우리가 현재에 존재할 수 있는 방법(어린아이들이 잘하는 그 능력)을 잊었기 때문이다.

당신은 병문안에 대해 알아야 할 모든 것을 다시 배울 수 있다. 그것을 배우는 가장 빠르고 쉬운 방법으로 우리는 1948년에 출시된 영화 〈난 엄마를 기억해I Remember Mama〉를 추천한다. 영화에 등장하는 거구의 투박하고 솔직하며 소탈하고 쾌활한 사나이 크리스 할버슨을 보면 병문안의 정석이 무엇인지 단박에 깨달을 수 있을 것이다. 영화의 중반부에서 크리스(오스카 호몰카Oscar Homolka 분)가 다리 수술로 입원해 있는 조카 어니를 문병하는 장면이 나온다. 병실에 도착한 그는 조카의 침대 머리맡에 앉아 책을 읽어주기 시작한다. 그러나 소년은 관심이 없다는 듯 이맛살을 찌푸리며 통증으로 신음한다. 그러자 크리스가 책을 내려놓고 낮은 바리톤으로 노래를 부르기 시작한다. "코펜하겐 전투에서 만 명의 스웨덴 병사들이 숲속을 달렸네! 죽을 둥 살 둥 한 명의 노르웨이 병사를 쫓아 만 명의 스웨덴 병사들이 숲속을 달렸네!"

두 사람이 함께 웃는다. 조카 어니가 다시 통증으로 신음하며 묻는다. "삼촌, 나 이렇게 아파야 하는 거야?"

삼촌 크리스가 대꾸한다. "건강해져서 삼촌처럼 절뚝거리지 않으려면 잠시 아파야 하는 거야." 곧이어 그가 소년에게 잠을 청해보라고 권한다. 그러나 소년이 다시 통증으로 신음한다. 소년의 고통을 의식한 크리스가 화가 치밀 때 노르웨이 인들이 쓰는 저속한 욕설 두 가지를 가르쳐준다. 그리고 하나는 조금 아플 때 쓰고, 다른 하나는 정말로 많이 아플 때 쓰라고 제안한다. 잠시 후 통증이 밀려들자 어니가 삼촌이 가르쳐준 쌍욕을 시원하게 내지른다. 그리고 둘이서 함께 킬킬거린다. 크리스가 발바닥으로 바닥을 두드리며 박자에 맞춰 두텁고 우렁찬 목소리로 노래를 부르기 시작한다. 조카 어니가 목소리를 낮추라고 부탁한다. 삼촌이 소리를 낮추자 잠시 후 어니가 잠에 빠져든다. 문병 장면은 크리스가 곤히 잠든 조카 옆에 앉아 회심의 미소를 지으며 호주머니에서 납작한 위스키 병을 꺼내 한 모금 홀짝이며 끝난다.

이 영화는 힐링 문병의 정석이라 해도 과언이 아니다. 조카를 문병하는 삼촌 크리스는 단지 위로만 하는 것이 아니라 환자의 고통과 통증까지 덜어준다. 삼촌 크리스는 문병객이 환자의 치유에 얼마나 위대한 역할을 할 수 있는지 여실히 보여준다.

영화의 앞 장면으로 돌아가 삼촌 크리스가 조카를 문병하는 장면을 자세히 살펴보자. 병실에 도착한 삼촌 크리스는 시작부터 철저히 그 순간에 존재해 있다. 서 있기보다는 앉아서 조카 어니와 눈높이를 맞추고 소년의 기분과 상태를 살피기 시작한다. 그리고 소년의 관심을 끌 만한 한 가지 방법을 시도한다. 책을 읽어주는 것이다. 곧이어 그는 신음소리를 듣고 조카 어니가 그것을 원하지 않는다는 것을 알아차린다. 그는 함께 즐길 수 있는 다른 무엇인가를 시도한다. 이번에는 노래하기이다. 소년이 다시 통증으로 비명을 지르자 그는 소년의 고통을 인정하고 짓궂은 아이디어를 제안한다. 이번에는 '신경 분산 요법'인 욕설이다. 다시 통증이 몰려들자 소년은 삼촌이 가르쳐준 쌍욕을 시원하게 내지르며 통증을 잊는다. 이와 같은 통증 해소법은 소년에게 단순한 재미 이상의 통제감을 준다. 이제 소년은 통증을 느낄 때면 뭔가 할 수 있는 자기만의 비법을 갖고 있다.(신경 분산 요법, 즉 '긍정적인 방해positive distraction' 요법은 통증과 불안을 감소시키는 탁월한 효과가 있으며, 약물과 달리 부작용이 없다. 이 요법은 유머에서 심상화에 이르기까지 다양한 방식으로 진행되며, 특히 어린아이들에게 효과적이다. 그러나 어른들에게도 잘 듣는다. 앞 장에서 설명한 힐링 도구 중 자연의 소리와 경치를 이용하여 치유 환경을 만드는 베드스케이프 역시 이 요법의 원리가 적용된 사례로 볼 수 있다.)

그러나 훌륭한 문병객이 되기 위해서 삼촌 크리스의 방법을 암기할 필요는 없다. 또 고통을 덜어주기 위해 환자의 신경을 분산시킬 수 있는 기발한 아이디어를 찾아내려고 애쓸 필요도 없다. 사실상 문병객은 인위적으로 무엇인가를 시도할 필요가 전혀 없다. 그냥 그 순간 거기에 존재해 있으면서 주어지는 상황에 따라 편안하게 대응하면 된다. 이미 알고 있을지 모르지만 '간병care'이라는 뜻은 고트 어gothic word '카라kara'에서 유래된 말로, '애통해하다, 슬픔을 보이다, 함께 울다'라는 뜻이다. 따라서 환자가 진정으로 원하는 것은 충고나 위로의 말 혹은 신경 분산 요법이 아니라, 단지 곁에 있으면서 자신의 고통을 함께 느껴주는 사람이다. 문병객은 환자를 치료하기 위해 그곳에 있는 것이 아니다. 단지 만나고, 목격하고, 그의 여정에 동참하기 위해 있는 것이다.

| 문병하기 전 |

문병에 대한 불안감을 없애고 편안하며 자연스러운 문병 시간을 갖고 싶다면 당신이 배워 알고 있는 문병의 개념에서 자유로워질 필요가 있다. 그동안 방문객의 도리나 예의라고 배웠던 문병 예절을 모두 잊어라. 그 대신 문병에 대한 관점을 새롭게 갖고 스스로 주체적이 되는 동시에 환자에게 권위를 부여하는 일에 초점을 두어라. 당신이 주체적이 되면 사랑하는 사람을 돕기 위해 당신이 할 수 있는 모든 일을 할 수 있다. 또 환자에게 주체적 권한을 부여하면 환자 스스로 자신이 원하는 일을 부탁하기가 더 수월해진다.

문병객은 자신의 존재 자체가 치료제라는 사실을 알아야 한다. 환자의 치유에 가장 중요한 사랑의 전달자이며 통로이기 때문이다. 그 자체로 당신은 이미 문병객이 갖춰야 할 모든 것을 갖고 있다. 그러므로 다만 당신의 느낌과 직관에 따르라. 이것은 머리가 아닌 가슴으로 해야 할 일이다.

가슴을 이용하면 사랑하는 사람에게 정말로 어떤 도움이 필요한지 알 수 있다. 그리고 주체적인 시각을 가질 수 있기 때문에 훨씬 효율적인 문병객이 될 수 있다. 이것은 환자가 병원이나 요양원 등 의료 시설에 머물고 있을 때 특히 중요하다. 그곳에서 당신은 한계보다는 가능성에 초점을 두고, 문제보다는 해결책을, 규율과 규제보다는 자율성과 여유로움을 발견할 수 있어야 한다. 모든 만남에는 치유의 기회가 내재되어 있다는 사실을 기억하라. 그러면 병원 직원들과 의료진을 적군이 아닌 아군으로 볼 수 있을 것이다.

우리는 환자와 문병객 양쪽 모두에게 도움이 되는 문병 방법을 제안하려고 한다. 다시 말하지만 어떤 것이든 제시된 방법들을 모두 지키려고 애쓸 필요는 없다. 대략적으로 살펴보고 자신이 필요하다고 느끼는 것만 골라서 실행하라. 어떤 방법을 선택하든 진정한 힐링 문병객이 되려면 이렇게 자문해 보라. "이것은 내가 사랑하는 사람의 치유에 어떤 도움이 될까?"

>> 병원으로 가기 전

환자의 병실을 좀 더 편안하고 안락한 치유 공간으로 만들기 위해 무엇이 필요한지 생각해 보고, 환자가 좋아할 만한 물건들을 챙겨라. 건강 베개, 포근한 담요, 가족 사진, 그림 혹은 메시지나 사진을 붙여둘 게시판을 가져갈 수 있다. 냄새가 좋은 핸드로션이나 상쾌한 포푸리 향을 가져가는 것도 좋다. 환자가 즐겨 먹을 수 있는 간식거리도 잊지 마라.(병원에서 환자에게 제한되는 음식이 있는지 사전에 간호사에게 물어보라.) 병원에 도착했을 때 문병 시간이 지체될 경우를 대비하여 '당신'의 시간을 때울 수 있는 물건도 함께 챙겨라.

가능하면 당신보다 먼저 환자를 방문한 사람과 연락해서 물질적·정신적으로 환자에게 어떤 도움이 필요한지 물어보라. 어쩌면 새로운 표지판을 원하거나, 당신이 방문할 때 누군가를 병원에 데려와 주기를 바라고 있을지 모른다.

만일 이것이 당신의 첫 방문이라면 미리 확인해야 할 것들이 있을 수 있다. 간호사 대기실로 전화해서 환자의 병실을 묻고 면회가 가능한지와 병실로 직접 전화해도 무방한지 물어라. 또 어린이나 애완동물을 동반해도 되는지 알아보라. 앞서 강조했듯이 아이와 동물은 우리의 삶에 가장 훌륭한 치유자들이다.(전화 문의와 관련하여 한 가지 덧붙이고 싶은 말이 있다. 설문 조사에 따르면 방문 전 전화에 대한 간호사들의 찬반 의견은 반반이었다. 반대 의사를 표시한 간호사들은 그들의 바쁜 업무 때문에 전화에 응답할 시간이 부족하다는 점을 우려했다. 그러나 이들도 환자가 위독한 상태에 있거나 수술 종료를 앞두고 있는 경우에는 미리 전화하는 것이 좋다고 말했다.)

만일 문병 전 병실로 전화할 수 있다면 여러 면에서 환자에게 도움이 될 수 있다. 우선 환자에게 시간에 대한 통제권을 줄 수 있고, 필요한 물건이 무엇인지 알아낼 수 있다. 만남에 대한 설렘을 안겨줄 수도 있고, 방문을 사양할 기회를 줄 수도 있다. 만일 환자가 방문을 거절하면 그 말을 액면 그대로 받아들이기 전에 환자의 말에 주의를 기울이며 당신의 육감을 이용해 환자의 의중을 파악하라. 정말로 환자가 면회를 원하지 않기 때문인지, 아니면 민폐를 끼치고 싶지 않아 예의상 거절하는 것인지 살펴보라.

>> 병원에 도착할 때

이제는 모든 생각을 내려놓고 당신의 가슴을 따라야 할 시간이다. 환자의 병실 건물로 가기 전에 병원 내에 있는 기도실, 명상실 혹은 힐링 가든 같은 곳에 들러 마음을 차분하게 가라앉히는 시간을 가져라. 당신의 일상과 걱정, 책임, 계획, 업무 등 모든 개인적인 일들을 잠시 내려놓고 오직 지금 여기, 이 순간에 존재하라. 환자의 치유에 초점을 둔 간단한 기도나 심상화를 해볼 수도 있다.

환자가 처해 있는 상황과 고통을 이해하고 공감하기 위해 최선을 다하라. 당신 자신이 환자의 처지에 있다면 문병객에게 바라는 것이 무엇일지 생각해 보고 그것에 초점을 두어라.

>> 병실로 향하기 전

환자의 병실로 직행하기 전에 간호사 대기실에 들러 환자가 어떻게 지내고 있는지 물어라. 대부분의 간호사들은 이 단계를 지지했다. 그러나 그들은 그러자면 당신이 기다려야 할 수도 있다는 말을 덧붙였다. 일반적으로 바쁜 간호 업무 때문에 문병객의 용무를 봐주려면 하던 일을 중단해야 하기 때문이다. 기억하라, 실질적인 동의가 있든 없든 당신과 간호사들은 모두 같은 팀이며, 환자의 치유를 돕는다는 똑같은 공동 목표를 갖고 있다. 맨 처음 간호사실에 들를 때는 자신이 마치 침입자가 된 것 같은 느낌이 들지도 모른다. 그리고 실제로 그와 같은 이방인 취급을 받을 수도 있다. 그러나 점차 시간이 흐르고 낯이 익게 되면 그들도 당신이 같은 팀이라는 것을 알고 거리감 없이 맞이해 줄 것이다.

자신을 소개한 뒤, 환자를 만나기 전에 당신이 알아둘 일들이 있는지 물어라. 간호사들은 이 질문에 대답을 할 수도 있고 안 할 수도 있다. 개인 정보 보호와 관련하여 그들이 준수해야 할 규제가 있을 수 있기 때문이다. 그러나 할 수 있다면 그들이 알고 있는 내용과 환자를 간호하면서 관찰된 사실들을 알려줄 것이다. 비록 충분한 정보를 얻지 못하더라도 당신의 질문은 환자의 욕구에 대해 간호사들에게 다시금 상기시키는 효과가 있다. 또한 환자를 염려하는 사람들을 대하는 것은 간호사들에게도 흐뭇한 일이다.

마지막으로 뜻밖의 질문을 던져 감동의 순간을 만들어라. 간호사들에게 당신이 환자를 방문하는 동안 '그들'을 위해 할 수 있는 일이 있는지 물어라. 어쩌면 간호사들의 업무 중 일부인 환자의 식사 거들기, 물이나 음료수 챙겨주기, 화장실에 부축해 주기, 혹은 걷기나 재활 운동 돕기 등을 해줄 수 있을지 모른다. 그러나 이 역시도 처음 몇 번은 기대만큼 호의적인 반응을 얻지 못할 수도 있다. 그러나 시간이 흐르면 점차 간호사들도 당신이 그들과 같은 편이라는 것을 알고, 그들처럼 환자를 돌봐줄 수 있는 안전한 아군으로 간주하게 될 것이다.

» 병실 문 앞에서

병실 안으로 들어가기 전, 잠시 문 앞에 멈춰 서서 한두 번 정도 깊게 심호흡하라. 문 앞에 커다란 상자가 있다고 상상하고, 그 안에 당신의 모든 분별심과 불안, 걱정, 죄책감, 비난 등의 감정을 담아놓아라. 필요하면 나중에 문병을 마치고 돌아갈 때 회수할 수 있다. 그러나 문병 시간만큼은 그곳에 남겨두라. 사랑하는 사람의 질병이 당신의 책임이 아니라는 점을 스스로에게 상기시켜라. 당신은 환자를 위해 자신이 할 수 있는 모든 것을 하기 위해 여기에 왔으며, 그것은 바로 지금 이 순간 당신의 존재 전체를 내주는 것이다. 때때로 질병에 대한 우리의 분노가 환자를 향하기도 한다. 잠깐 멈춤의 이 시간은 잘못 겨냥된 분노를 내려놓는 기회가 될 수 있다.

문병객으로서 당신이 할 수 있는 가장 아름다운 위로 중 하나는 환자를 병자가 아닌 온전하고 건강한 사람으로 심상화하는 일이다. 마음속으로 사랑하는 사람이 이미 건강하게 치유된 모습을 상상하라. 환자를 병약하고 온전하지 못한 존재로 보면 환자는 당신의 마음에 동요되어 자신의 질병을 더욱더 절망적으로 의식하게 된다. 환자의 마음은 주변 사람들의 심리나 행동에 민감하게 반응하기 때문에, 당신이 환자를 온전한 모습으로 상상하는 일은 환자의 치유를 돕는 일이나 같다. 이것은 위선이나 현실 부정이 아니다. 바로 사랑을 심상화하는 일이다.

병실 안으로 들어서기 전에 마지막으로 해야 할 일은 자기 자신을 '미리 용서'하는 것이다. 나중에 돌이켜볼 때 멍청하고 어리석은 짓이었다고 후회될지 모르는 자신의 행위들을 미리 용서하라. 만일 지금 환자를 문병하는 동안 자신이 무엇인가 잘못했다는 느낌이 들면 곧바로 "미안해요. 내가 잘못했습니다"라고 사과하라. 변명을 둘러대 얼버무리거나 비난의 대상을 찾아 잘못을 덮어버리려고 하지 마라.

안으로 들어가기 전에 기억하라. '당신'이 치료제이다. 당신의 존재 자체가 선물이다. 당신은 특별히 무엇인가를 하기 위해 거기에 있는 것이 아니다. 다만 그곳에 존재하기 위해 온 것이다.

이제 당신은 힐링 문병을 위한 준비가 되었다.

| 병문안하기 |

>> 병실 안으로 들어가기

설령 병실 문이 열려 있거나 안에서 이야기 소리가 들리더라도 불쑥 들어가지 말고 반드시 노크하고 신호를 기다려라. 안에서 아무런 응답이 없으면 간호사 대기실로 가서 당신이 방문해도 되는지 알아봐 달라고 부탁하라. 이것은 지나친 격식치레가 아니다. 환자의 프라이버시에 대한 존중이며 환자에게 통제권을 부여해 주는 힐링 행위이다. 이 같은 존중의 자세는 '영혼을 위한 닭고기 수프'보다 중요하며 면역력을 높이는 종합 비타민보다 효과적이다.

병실 안에서 들어오라는 신호가 있으면 천천히 들어가 동정을 살펴라. 환자로부터 단서를 얻고 당신의 오감과 직관을 모두 이용하여 분위기와 상황을 가늠하라. 방문해도 괜찮은 시간이었는지, 아니면 나중에 다시 찾아와 주기를 바라는지 환자에게 물어라. 미안함을 느끼는 환자는 그것이 문병하지 않아도 되는지를 묻는 것으로 오해할 수 있다. 따라서 만일 환자가 다음에 다시 와달라고 말하면 그것이 정말로 환자가 원해서 하는 말인지 파악해야 한다.

만일 그것이 환자의 진심이라면 다음 방문을 계획하라.

방문해도 괜찮은 시간이었다는 것이 확인되면 얼마 동안 머물러도 되는지 묻고 피곤하면 아무 때든 당신에게 알려달라고 말하라. 다시 말하지만 미안함을 느끼는 환자들은 대부분 자신의 본마음과 상관없이 당신이 듣고 싶어 할 말을 할 것이다. 그러므로 가급적이면 간단하게 “피곤하면 말씀해 주시거나 아니면 그냥 눈감고 쉬세요”라고 말하라. 병문안은 환자가 정말로 누군가를 원하고 있을 때에만 효과적이다. 또 아무 때든 부담 없이 방문을 끝내도 된다는 상호 동의가 있으면, 환자와 문병객 양쪽 모두 부담감이나 지루함 없이 편안하고 따뜻한 시간을 가질 수 있다.

문병 시간은 어느 정도가 적당할까? 조사에 따르면 짧고 잦은 방문이 어쩌다 한 번 와서 오랫동안 머무는 것보다 훨씬 더 효과적이다. 짧고 잦은 방문은 무엇보다도 환자를 피곤하게 만들지 않는다. 또 환자에게 사람들과의 잦은 교류를 통해 우울감이나 고립감을 덜 수 있는 기회를 제공하고, 가족, 친구, 동료 등 바깥세상과의 지속적인 연결을 돕는다. 물론 우리는 간병이 아니라 문병에 대해 이야기하고 있는 것이다.

아마도 당신은 “무엇보다도 해를 끼치지 마라”는, 의사들에게 주는 경구를 들어본 적이 있을 것이다. 이 말은 문병객인 당신에게도 해당한다. 문병객은 첫째도 둘째도 환자에게 해를 끼쳐서는 안 된다. 만일 당신이 문병하는 동안 경청하고, 지켜보고, 관심을 기울인다면 성공적인 힐링 문병객이 될 것이다.

이들 중 가장 중요한 요소는 '경청'이다. 우리는 모두 자신의 이야기를 듣고 공감해 줄 누군가를 원한다. 헬렌 켈러는 "귀머거리가 장님보다 어둡다"는 말로 듣기의 가치를 강조했다. 문병 시간 동안 몸뿐만 아니라 마음까지 환자 곁에 함께하면서 당신의 귀를 그에게 내주라. 무슨 말이든 분별없이 그저 묵묵히 이야기를 들어준다면, 환자는 당신의 '있음'에 대단히 고마워할 것이다. 그러나 듣기는 적게 하고 말을 많이 한다거나 서둘러 충고나 조언을 하려 든다면, 당신은 환자에게 지루하고 피곤한 사람이다. 환자는 현재 자신의 삶에 일어나고 있는 혼란스런 변화와 정신적·육체적 고통을 호소하고 이야기할 수 있는 누군가가 필요하다. 더욱이 어떤 치료를 받아야 할지 선택하거나 그와 관련하여 알아야 할 제반 문제들도 많이 있다. 치료에 대한 환자의 선택과 결정을 돕는 최선의 방법은 환자가 그것들에 대해 이야기하도록 돕고 경청해 주는 것이다.

진정한 힐링 문병객이 되고 싶다면 아래의 세 가지 원칙을 기억하라.

- 자신의 육감을 믿어라.
- 사랑의 힘을 믿어라.
- 유머의 힘을 믿어라.

랍비와 성직자 들을 교육하는 유대인 랍비 데일 프리드만Dayle Friedman은 환자나 고통받는 사람들을 위로하는 방법으로 '① 앉아라, ② 입 다물어라, ③ 접속하라'라는 세 가지 원칙을 제안한다.

>> 앉아라

병문안은 실비아 보스테인Sylvia Boorstein이 쓴 명상책의 제목 《뭔가 하려고 들지 마. 거기 그냥 앉아!*Don't Just Do Something, Sit There!*》처럼 시작하면 된다. 이 말은 본래 어느 액션 감독이 리허설에서 배우들에게 던진 충고를 각색한 것이다. 액션 배우들이 '연기'하느라 바쁜 나머지 역할 자체에 충실할 수 없게 되자 감독이 외쳤다. "뭔가 더 하려고 덤비지 마. 거기 그냥 그대로 서 있어!" 병실에 들어서서 자리에 앉는 것은 환자와 눈높이를 맞추는 따뜻한 배려이며, 넓은 의미에서는 환자와 공감대를 만들기 위한 성숙한 자세이다. 앞서 소개한 영화에서 삼촌 크리스를 통해 알 수 있는 것처럼 이 단순한 행동은 문병 시간을 편안한 시간으로 이끄는 시발점이다.

>> 입 다물어라

어떤 말이든 해야 한다는 중압감을 갖지 마라. 단순한 '있음'의 가치를 다시 한 번 되새겨라. 조용히 앉아 있다 보면 충만한 침묵의 시간이 되거나 혹은 의외로 많은 이야기를 나누게 되는 계기가 될 수 있다. 그러나 무엇보다도 입을 다물고 앉아 있으면 어떤 방식의 문병이 환자에게 필요한지 알아낼 수 있게 된다.

환자는 어쩌면 힘든 하루를 보내며 기분이 처져 있을지 모른다. 분노와 두려움, 고통, 불안, 우울감을 느끼고 있거나 약물로 인해 혼란스런 상태에 있을지도 모른다. 그런 경우 가장 훌륭한 문병 방법은 그냥 환자의 기분 상태를 지켜보며 조용히 곁에 있어주는 것이다. 환자의 감정을 모른 척 외면하거나 선부른 위로로 환자의 기분을 고치려 들지 마라. 당신은 목격자이지 치료자가 아니다. 만일 당신이 경청할 의향이 있다면 어떤 이야기든 들어줄 준비가 되어 있다는 자세를 보여라. 환자는 당신의 호의를 받아들일 수도 있고 아닐 수도 있다. 선택은 환자의 몫이다. 어쩌면 누군가에게 터놓고 이야기할 수 있는 기회가 주어졌다는 것 자체만으로도 큰 위안이 될지 모른다. 아니면 당신은 그날 환자가 필요로 하는 것이 웃음이나 노래 혹은 힐링 활동이라는 것을 알게 될지도 모른다.

>> 접속하라

랍비 프리드만은 환자와 접속connection하기 위해 가장 먼저 선행되어야 할 일은 문병의 '이유'를 기억하는 것이라고 말한다. 당신이 그곳에 있는 이유는 힘든 시간에 함께 있어줄 정도로 환자를 염려하기 때문이며, 치유에 도움을 주고 싶기 때문이다. 환자에게 도움을 주기 위해서 접속은 필수적이다. 비록 당신이 그곳에 있는 것 자체가 중요하지만, 환자를 편안하게 돌봐줄 뭔가를 한다면 훨씬 더 큰 사랑에 접속할 수 있다. 주변을 둘러보면서 어떤 것을 돌봐줄 수 있을지 생각해 보라. 침대 머리맡의 형광등을 꺼주는 것이 좋을까, 아니면 간접 조명이 되게 불빛을 위쪽으로 향하게 해줄까? 침구 정리가 필요한가? 베개가 너무 높거나 납작하지는 않은가? 침대의 높낮이는 적당한가? 커튼이 제대로 쳐져 있는가? 꽃병의 물을 갈아주어야 하나? 환자가 자주 사용하는 일용품들이 손닿기 쉬운 곳에 놓여 있는가? 만일 환자의 의식이 혼미하거나 의사소통이 어려우면 당신이 상황을 판단하여 보살필 수 있다.

이와 같은 작은 배려들은 환자의 편의를 도모하는 것 이상의 가치가 있다. 무엇보다도 환자가 자신의 상황을 스스로 통제할 수 있다는 기분을 더 갖도록 도와줄 수 있다. 많은 연구를 보면 자신을 둘러싼 주변 환경에 대해 통제감이 클수록 면역력이 그만큼 높아진다. 환자는 병원이나 요양원, 집 등 어디에서 투병중이든 주변에 놓여 있는 물건들을 자유자재로 움직이거나 이용할 수 있어야 한다. 환자가 자신의 힘으로 처리할 수 있는 일은 그것이 무엇이건 통제감과 면역력 향상으로 직결된다. 의존적인 환경은 환자를 더욱더 무력하게 만드는 반면, 통제감은 질병에 대한 저항력을 높여주므로 환자의 치유를 도우려면 환자가 원하는 물건들을 손닿는 곳에 놓아주고 필요한 것들을 공급해 주며 환자의 욕구를 충족시켜야 한다.

| 노인 환자 문병하기 |

앞서 기술한 문병 방법들은 노인 환자를 방문할 때도 똑같이 적용된다. 다시 말하지만 당신이 가져가는 가장 큰 선물은 당신 자신, 당신이 와준 것, 그리고 당신의 사랑이다. 중요한 것은 사랑이다. 그 외 나머지는 모두 부차적이다.

노인 환자를 방문할 때 앞에서 설명한 문병 단계들을 똑같이 실행하라. 그리고 병실에 도착하면 안으로 들어서기 전에 반드시 노크하라. 설령 환자가 당신의 아버지일지라도 노크해야 한다. 안에서 아무런 응답이 없으면 간호사에게 부탁해서 당신이 들어가도 되는지 알아봐 달라고 하라. 다시 말하지만 이것은 과도한 격식치레가 아니다. 이는 환자를 존중하며 권위를 부여해 주는 사려 깊은 힐링 행위이다. 마찬가지로 환자에게 권위를 부여하여 자존감을 높이기 위해, 병실에 들어서면 본격적인 병문안을 시작하기 전에 당신이 얼마 동안 머물러주기를 바라는지 환자에게 물어보라. 장시간의 문병은 환자를 피곤하게 만들며 짧고 잦은 방문일수록 더 좋다는 사실을 기억하라.

부모님을 문병할 때는 당신이 그들을 고치기 위해 그곳에 있는 것이 아니라는 점을 명심해야 한다. 당신이 모든 것을 바로잡을 수는 없다. 또 당신이 그들을 위해 치유 환경을 만들어 유지할 수도 없다. 이것은 당신 아버지의 삶이지 당신의 삶이 아니다. 그가 겪고 있는 일과 처해 있는 상황을 당신이 바로잡을 수는 없다. 당신은 그의 질병에 책임이 없다. 만일 그의 병이 당신 탓이라고 느낀다면 그 마음을 내려놓을 수 있는 방법을 찾아야 한다. 당신의 아버지가 현재 겪고 있는 아픔과 고통에 대해 슬픔을 느끼는 것은 당연하지만, 죄책감을 갖는다면 도움은커녕 용기를 줄 수도 없고 든든한 버팀목이 되어줄 수도 없다.

만일 당신이 아버지를 돕고 싶다면 몸과 마음을 최대한 편안하게 해줄 수 있는 일들을 찾아보라. 사랑하는 마음을 표현하고, 안정을 취하도록 도우며, 자식들을 위해 걱정하거나 자신의 욕구를 포기하지 않도록 도와라.

현재 일어나고 있는 일들을 아버지의 입장에서 이해하고, 만일 당신이 아버지라면 어떤 치료를 선택할지 자문해 보라. 그것들은 실제로 당신 자신이 원하는 것과 다를 수 있다. 당신의 아버지가 치료와 수술, 식이 요법, 운동 등 치유에 관련된 사안에 주체적으로 참여할 수 있게 도와라. 그러나 본인이 선택하는 것 이상으로 더 많은 것들을 강요하지 마라. 그의 삶은 당신의 것이 아니다. 그리고 당신의 아버지는 무조건 의사를 믿고 따르며 의지하고 싶어 할지 모른다. 그의 삶이다. 주체적이든 아니든 자신의 치료에 어느 정도로 참여하고 싶은지, 얼마만큼의 정보를 원하는지는 그가 결정해야 할 일이다.

아버지에 대한 당신의 사랑이 제아무리 크고, 치료에 대한 당신의 관점이 아무리 더 낫더라도, 아버지의 치료를 당신이 대신 선택할 수는 없다. 그의 방식이 옳지 않더라도 지금은 그를 가르칠 때가 아니다. 만일 당신이 아버지를 고치려 든다면 아버지는 자신을 실패자처럼 느끼게 될 것이고, 결국 도움보다는 해를 끼치게 된다.

물론 사랑하는 사람의 어리석은 행동을 말없이 방관자처럼 지켜본다는 것이 쉬운 일은 아니다. 그러나 곰곰이 생각해 보면 이와 유사한 상황이 떠오를 것이다. 우리의 부모들은 우리가 어렸을 때—때로는 우리가 이미 성년이 된 후에도—우리를 지켜보며 이와 똑같은 경험을 하지 않았던가? 과연 우리는 그들의 충고와 지혜에 얼마나 열린 마음을 가졌던가? 지금 우리가 해야 할 일은 그들을 보살피고 사랑하는 것이다. 이 책에 제시된 치유법들은 그들이 알아서 원하면 선택할 것이다.

노인은 우리보다 세상 경험이 더 많다는 사실을 잊지 마라. 그러므로 노인 환자를 문병할 때는 그들로부터 삶의 지혜를 얻는 기회로, 즉 '노년의 순간senior moment'을 경험할 수 있는 기회로 삼아라. 우리는 건망증('senior moment'는 '건망증'을 뜻하기도 한다—옮긴이)에 대해 이야기하는 것이 아니다.(누구나 이따금 건망증을 경험한다. 그것은 과부하에 지친 우리의 영혼이 잠시 휴식을 달라고 신호하는 비명일 뿐이다. 노인들의 건망증은 이와 반대로 저부하 때문에 생기며 친밀한 관계나 접촉의 부족이 주원인이다.) 여기서 우리가 말하는 '노년의 순간'이란 노인들로부터 오랜 삶과 경험 속에 축적된 그들의 지혜를 얻는 순간들을 말한다. 이러한 긍정적인 기회를 얻으려면 노인들을 편안하게 해주고 예우해야 한다. 문병하는 동안 사적인 고민거리를 털어놓고 조언을 구한다면, 지혜를 얻을 수 있을 뿐 아니라 노인의 자존감을 높여 그들의 치유를 도울 수도 있다.

요 사 프 — 몇 년 전 나는 아버지에게 우리의 소원한 관계를 회복하기 위해, 좀 더 가까워질 수 있는 방법이 무엇인지 물었다. 아버지는 지체 없이 이렇게 답했다. "네게 힘든 일이 생기거나 다른 사업을 계획할 때는 내게 조언을 구하렴."

버 니 — 일전에 94세의 노모는 손녀딸에게 아이를 하나 더 낳기에 적절한 시기가 언제인지 조언해 주었다. 어머니는 젊은 사람들에게 충고를 해주고 있을 때면 유난히 생기가 돌고 자신에 대한 걱정을 모두 잊어버린다. 우리 집에서 노년의 순간은 어머니와 가족들 모두에게 도움이 된다. 가족들은 오랜 세월 숙성된 어머니의 지혜를 얻고, 어머니는 신경 분산 요법으로 치유의 시간을 가질 수 있기 때문이다.

부모를 가르치려 든다면 이와 같은 소중한 기회를 상실할 수 있다. 부모를 어린아이 다루듯 하거나 면전에서 그들에 대해 이야기하는 것은 더더욱 좋지 않다. 자식이 부모를 돌보고 있다고 해서 부모와 자식의 역할이 바뀌는 것은 아니다. 잊지 마라, 당신이 아무리 나이가 많아도, 직책이 아무리 높아도, 부모 앞에서는 영원히 어린 자식이다. 비록 그들이 지금 갓난아기와 같은 보살핌이 필요할지라도 그들은 여전히 당신의 부모이다. 노인 환자를 위한 노년의 순간은 환자뿐 아니라 문병객에게도 유익하다.

요사프ー 내 아내는 목회 일을 하면서 양로원과 병원에서 상담 봉사를 하고 있다. 종종 아내는 고령의 노인들을 방문할 때 그들에게 자신의 고충을 털어놓고 조언을 부탁한다. 그러면 대부분의 노인들은 얼굴에 화색을 띠며 아내의 부탁을 반기고 자신들의 경험과 지혜를 들려준다.

우리 주변에는 부모와 팽팽한 긴장 관계에 있는 사람들이 적지 않다. 만일 당신이 어머니나 아버지와 냉랭한 관계에 있다면 이 기회에 치유를 시작할 수 있다. 이미 관계가 회복되었다고 가정하고, 당신이 부모한테서 느끼고 싶었던 감정들을 지금 느끼고 있다고 상상해 보라. 현재 당신이 부모를 사랑하고 있는 것처럼 행동하고, 실제로 그럴 때까지 계속 해보라. 사랑하면 결점이 보이지 않는다.

나이든 부모가 병들었을 때 당신에게는 부모와 관계를 다시 맺거나 치유하거나 혹은 관계를 완성할 수 있는 기회가 주어진다. 관계는 매우 광범위하고 중요한 주제이며, 우리가 이 책에서 자세히 논의하기는 어렵다. 그러나 관계를 치유하는 방법에 관해 도움을 얻을 수 있는 도서와 자료는 시중에 많이 나와 있다. 가까운 서점에 가서 '용서'라는 표제어가 들어간 책들을 찾아보라. 옛말에도 있듯이 지금이 아니면 언제 또 기회가 있겠는가!

환자에게 힘을 실어주고 치유를 돕는 진정한 문병객이 되고 싶다면 그동안 배웠던 문병 예절에 속박되지 마라. 다만 편안한 마음으로 문병하는 그 순간에 존재해 있으면서, 환자를 통해 당신이 무엇을 어떻게 할지 힌트를 얻어라. 불가능보다는 가능한 것들이 무엇인지 찾아보고, 침묵의 시간을 갖거나 환자와 함께 즐길 수 있는 활동들을 시도하라.

우리는 모두 우리가 하는 일에 의미가 있기를 바란다. 누구나 충만한 삶을 영위하며, 매 순간을 처음처럼 새롭고 마지막처럼 소중하게 살고 싶어 한다. 우리가 사랑하는 사람을 찾아가서 함께 시간을 보내는 것은 삶을 충만하고 의미 있게 만드는 일이다. 그들로 하여금 우리가 함께한 시간 중 가장 따뜻하고 만족스러운 시간 속에 있게 하라.

이제 당신은 사랑하는 사람을 문병할 준비가 되었다. 그러나 치유에 관심을 기울여야 할 사람이 한 사람 더 있다. 바로 당신이다. 다음 장에서 우리는 당신이 사랑하는 사람의 치유를 도우면서 동시에 자기 자신을 돌볼 수 있는 방법에 대해 논의할 것이다.

12

간병인의 치유

이 장은 누군가의 치유를 돕고 있는 사람들을 위한 것이다. 지금 당신이 이 책을 읽고 있는 이유는 어쩌면 환자의 가족이기 때문일 수도 있고, 혹은 환자의 부탁을 받았기 때문일 수도 있다. 혹은 의사나 간호사, 치료사로서 환자를 돌보는 직종에 몸담고 있기 때문일지도 모른다. 당신이 누구이고 어떤 연유로 간병인이 되었든, 다른 사람을 좀 더 잘 보살피려면 자신의 치유에 대해서도 생각해 보아야 한다.

우리가 말하는 치유는 육체의 상태보다는 삶의 상태와 관련된다. '치유heal'와 '신성한holy'이라는 단어는 둘 다 '온전하게 만들다'는 뜻으로 똑같이 고대 영어에서 나온 말이다. 치유한다는 것이 무슨 뜻인지 깨닫게 되면 치료가 불가능한 신체적 장애를 갖고 있는 사람들이 어떻게 치유될 수 있고 온전함을 유지할 수 있는지 알 수 있다. 또 아픈 곳이 없는 간병인이라도 여전히 치유에 관심을 기울여야 한다는 사실을 이해할 수 있을 것이다.

우리는 고통과 상처를 공유하려는 환자의 가족들로부터 많은 편지와 이메일을 받는다. 그리고 종종 의료진들로부터도 소식을 듣는다. 최근 한 의사는 암에 걸린 자기 아버지를 걱정하며 편지에서 이렇게 물었다. "저는 처음으로 환자의 입장에서 질병을 경험하고 있습니다. 제 아버지가 겪고 있는 고통과 괴로움을 덜어주기 위해 가족으로서 무엇을 해야 합니까? 회복의 가능성을 높이기 위해 제안해 주실 수 있는 프로그램들이 있습니까?"

매우 좋은 질문이지만, 답변하기 전에 우리는 한 가지 아이러니를 언급하고 싶다. 편지를 보낸 그 의사는 아마도 의사이기 때문에 더욱더 큰 고통을 느낄지 모른다. 자신의 의학 교육이 가족의 질병을 다루는 데 특별한 도움이 되지도 않을 뿐더러 오히려 그것이 그를 더욱 궁색한 입장으로 몰아갈 수 있기 때문이다.

버니 — 어쩌면 당신은 의학 교육을 받으면 가족 중 누군가가 아플 때 느끼는 고통스런 감정들에 잘 대처할 수 있을 것이라고 생각할지 모른다. 그러나 사실상 대부분의 의과 대학들은 감정을 배제하도록, 또 최악의 경우를 예상하도록 훈련시킨다. 나는 이것을 잘 알고 있다. 앞서 저술한 책들에서 여러 번 언급했지만, 내가 받은 의학 교육은 나 자신과 환자의 고통을 이해하는 데 아무런 도움도 되지 못했다. 나는 오랫동안 방황했고, 의과 대학에서 배우지 못한 중요한 것들을 모두 뒤늦게 환자들로부터 배웠다.

1977년 힐링에 관한 공부를 시작하면서 처음으로 나는 머리를 삭발했다. 그 당시 삭발은 매우 드물었을 뿐만 아니라 문제가 많은 사람들의 전유물처럼 취급되어 사회적 시선이 곱지 않았다. 그러나 흥미롭게도 내가 삭발을 하자마자 병원에 있는 사람들이 모두 자신의 문제들을 들고 와 내게 털어놓기 시작했다. 왜 그랬을까? 그들은 내가 상처입은 사람이라고 추정했고—정확하게—상처가 있는 사람은 자신들의 아픔을 더 잘 이해할 수 있을 것이라고 여겼기 때문이다.

사람들이 내게 "잘 지내시죠?"라고 물으면, 나는 이따금 "아뇨, 별로 좋지 않아요. 약이 떨어져서 처방을 받아야 하는데 의사가 출장 중이에요"라고 대답한다. 그러면 십중팔구는 "속상하시겠네요"라며 동정심을 보인다. 그러곤 그들이 살아온 이야기를 해주고, 상처를 드러내며, 심지어 그들이 갖고 있는 약을 내게 나눠주려고까지 한다! 이미 치유된 경우가 아니라면, 상처가 없는 사람은 거의 없다.

만일 믿기지 않으면 지팡이를 짚고 절뚝거리며 밖으로 나가 사람들이 어떻게 반응하는지 살펴보라.

| 간병인으로서의 준비 |

갑자기 아무런 준비나 경험 없이 간병인이 되어야 한다면 어떻게 해야 할까? 삶의 균형을 잃지 않고 최대한 온전함을 유지하며 환자를 돌볼 수 있는 방법은 무엇인가? 길고 힘든 시간에 정신적·육체적·영적으로 지치지 않고 간병할 수 있는 방법은 무엇인가?

만일 우리가 어렸을 때부터 아이들에게 삶에서 필연적으로 직면하게 될 논제들과 그것들에 대처할 수 있는 방법을 가르쳤더라면 이러한 질문은 필요하지 않을 것이다. 준비하기 위해서 우리는 원하는 것과 중요한 것 그리고 문제가 생길 때 해야 할 일에 대해 논의해야 한다. 삶은 학교이다. 우리는 일상에서 일어나는 일들을 이용해서, 우리가 원하는 것이 무엇인지 이야기하고 문제에 대처하기 위한 전략을 세울 수 있다. 마지막 순간까지 기다릴 필요는 없다. 어떤 일을 논의할 때 가장 좋은 방법은 서로의 이야기를 경청하는 것이다. 자신의 두려움을 드러내고 이야기하는 사람은 대개 스스로 해답을 찾는다. 이야기를 하는 동안 문제점이 명확해지고, 그것이 곧바로 해결책으로 이어지기 때문이다.

만일 당신이 갑자기 간병인이 되어야 한다면 경험이 없어도 잘해낼 수 있다는 믿음을 가져야 한다. 당황하거나 두려움에 휘둘리지 말고 내면의 소리에 귀를 기울여 직관을 따르라. 간병인에게 적용되는 두 가지 규칙이 있다. 하나는 환자를 돌보는 일이 자신을 지치게 하거나 소진시켜서는 안 된다는 것이고, 다른 하나는 자기 자신을 희생할 필요는 없다는 것이다.

앞에서 종종 지적했듯이 우리는 동물들을 통해 치유적 관계란 어때야 하는지 배울 수 있다. 그들은 캐묻지 않는다. 동물들은 주의를 끌기 위해 소리를 내고, 감정을 표현하며, 원하는 것을 얻기 위해 움직이거나 다가온다. 언젠가 한 수의사가 우리에게 편지를 보냈다. 그녀는 유방암 수술을 받았을 때 자신의 동물 환자들이 어떻게 자기를 간병하며 회복을 도와주었는지 설명하면서 이렇게 말했다. "저는 제 팔이나 다리, 턱의 절반을 절단할 수도 있어요. 그래도 저의 동물들이 다가와 제 얼굴을 핥아줄 거예요. 그들은 사랑하고 사랑받기 위해, 그리고 우리에게 삶을 가르쳐주기 위해 여기에 있어요."

그 수의사의 말이 옳다. 동물들은 외형이나 육체적 상태가 어떻든 살아있는 모든 존재들이 그대로 온전하다는 것을 알고 있다. 우리 인간들은 아직 그러한 깨달음의 경지에 이르지 못했다. 성경에서는 동물이 인간의 스승이며, 그들은 이미 완전하기 때문에 아무런 가르침도 필요하지 않다고 전한다. 만일 우리가 내면의 소리에 귀를 기울이고 직관을 따를 수 있는 용기가 있다면 동물들 못지않은 지혜를 얻을 수 있을 것이다.

간병인으로서 당신은 또한 자신의 욕구를 충족시켜야 할 책임이 있다. 당신 자신을 간병할 수 있는 일들을 행하라. 필요하면 치유사나 지원 그룹에 도움을 청하라. 지치거나 소진되지 않기 위해 당신이 할 수 있는 일의 한계를 정하라. 그리고 환자와 마찬가지로 명상이나 요가, 운동, 건강식, 마사지, 음악, 아로마 요법 등을 하라. 명상이나 운동을 하면 몸 자체에서 항우울제가 분비되기 때문에 정신적으로 큰 도움이 된다. 앞 장에서 언급한 치유 행위와 환경에 관한 조언들을 다시 살펴보라. 환자를 위한 대부분의 조언이 당신에게도 적용된다.

지치지 않고 환자를 보살피려면 반드시 혼자만의 휴식 시간이나 영적인 시간이 필요할 것이다. 자기를 위한 시간을 갖는 것이 미안하거나 죄책감이 들면 누군가에게 부탁해서 당신이 자리를 비우는 동안 환자 곁을 지켜달라고 하야 한다. 그러나 환자에게는 꼭 당신의 부재 이유를 말해주어야 한다. 그렇지 않으면 환자는 온갖 파괴적인 생각과 부정적인 이유들을 떠올릴지 모른다.

버니 — 나는 휴가중이라도 환자들에게 내 전화번호를 알려준다. 그러면 미안한 마음이 들지 않기 때문이다. 그러나 환자들이 실제로 전화하는 경우는 거의 없다. 어쩌면 연락처를 알고 있는 것만으로도 충분히 위안이 되었는지 모른다.

모든 문제를 당신이 해결해야 한다고 생각하지 마라. 당신은 간병인caregiver이지 치료자curegiver가 아니다. 당신의 삶과 일상 생활을 유지하고 평소에 즐기는 일들도 그대로 계속 하라. 감정을 기록하는 일기를 쓰고, 환자를 도울 수 있는 일들을 찾는 동시에 당신에게 필요한 것들도 찾아보라. 자신을 늘 새롭게 회복시킨다면 지치지 않고 좀 더 효율적으로 환자를 간병할 수 있다. 당신 자신을 돌보고 재충전하는 시간을 가져라. 그러면 다른 사람을 보살필 수 있는 에너지를 더 많이 확보하게 될 것이다.

| 간병인으로서의 의사들 |

'의사doctor'라는 말은 본래 '선생님teacher' 혹은 '가르치다teach'를 뜻하는 라틴어에서 유래되었다. 의사는 자신이 더욱더 온전한 존재가 되려는 과정에 있을 때 치유를 가장 잘 가르칠 수 있다. "의사여, 그대를 치유하라"라는 말은 그런 연유에서 생겨났다. 의사가 실력을 갖추려면 상처입은 사람들의 영토에서 관광객이 아닌 원주민이 될 수 있어야 한다. 만일 의사가 자신의 상처를 인정하지 않고 치유의 과정에 있지 않다면, 단순히 진단과 '치료'만 할 수 있는 관광객으로 남을 것이다. 그런 의사는 '치유'할 수 없다. 환자의 경험을 다루지 않고 고통을 덜어줄 수는 없기 때문이다.

만일 우리가 서로의 고통을 공유할 수 있는 용기가 있다면 우리는 모두 치유자가 될 수 있다. 우리가 모든 질병을 고칠 수는 없지만 모든 사람의 치유를 도울 수는 있다. 편지에서 암에 걸린 자신의 아버지를 돕는 방법에 대해 물었던 그 의사에게 우리는 질병과 증상 말고도 치료할 것이 더 많이 있다는 말을 해주고 싶다. 의료 전문가들이 환자를 질병이 아니라 인간으로 볼 수 있을 때 그들은 비로소 의료인으로서의 진정한 긍지와 가치감을 느끼게 될 것이다. 병의 경과가 얼마나 진행되었든, 환자가 얼마나 위중하든, 너무 늦어서 의사가 돌볼 수 없는 경우란 없다. 환자가 죽은 뒤에도 여전히 보살핌이 필요한 가족과 친구들이 있다. 그리고 의사 역시 그것이 필요하다.

| 치유의 기본을 기억하라 |

다른 사람들처럼 당신도 사랑과 유머로 자신의 삶을 치유할 수 있다. 사랑과 유머는 온전함과 신성함으로 연결되는 통로이다. 사랑하고 웃을 때 우리는 고통으로부터 자유롭고 몸과 마음에서 아무런 걱정거리나 질병도 느끼지 못한다. 시간의 흐름을 잊을 정도로 사랑하고 웃을 때 우리는 치유된다.

사랑만이 불멸에 이르는 길이다. 우리는 모두 언젠가는 죽을 것이고, 어느 순간에는 병이 들 것이다. 그러나 우리는 여전히 건강할 수 있다. 건강은 단지 육체만의 문제가 아니라 우리의 정신과 영혼에 관련된 일이기 때문이다. 치료될 수 없는 육체의 문제를 가지고 있지만 건강하고 행복한 사람들이 많다. 그것은 그들이 자기 자신과 자신의 삶 그리고 다른 사람들과 평화롭기 때문이다.

우리는 동물들이 어떻게 완벽하게 삶을 유지하는지 보면서 치유에 대해 배울 수 있다. 그들은 순리를 받아들인다. 불평하거나 변명하지 않으며, 누군가를 비난하거나 걱정하지도 않는다. 동물들은 또 질병을 수치스럽게 여기거나 죄악시하지도 않는다.

성경에는 하느님이 자신의 형상을 본떠 만든 창조물을 보고 "좋다good"라고 말했다는 구절이 나온다. 그러나 이것은 잘못된 번역이다. '좋다'는 말이 아니라 '완벽하다complete' 혹은 '온전하다whole'로 번역되어야 한다. 그러한 맥락에서 본다면 인간인 우리가 해야 할 일은 우리 안에 이미 내재되어 있는 완전함completion을 회복하는 일인지 모른다. 아픔과 고통은 우리의 스승이 될 수 있다. 그것들을 통해 우리는 온전함과 신성함, 건강으로 나아가는 길을 발견할 수 있다.

당신이 환자의 보호자든, 문병객이든, 의사나 간호사 혹은 어떤 치료사든 간에 당신의 보살핌은 단순히 병을 낫게 하는 것 이상의 가치가 있다. 당신의 노력에도 불구하고 누군가가 죽을 때 그것은 실패도 상실도 아니다. 환자가 온전함과 사랑을 느낄 수 있도록 도울 때마다 당신은 이미 성공적인 간병인이라 할 수 있다.

만일 당신이 질병과 죽음을 실패로 간주한다면 환자에게 다가가 진정으로 그들을 보살피기 어렵다. 많은 간병인들이 외상 후 스트레스 장애에 시달린다. 그들이 겪는 질병과 상실감에 대해 이야기할 수 있는 시간이나 공간이 없기 때문이다. 그들의 고통은 내면에 고스란히 저장되어 육체와 정신을 병들게 한다.

거듭 강조하지만, 내면에 저장된 것들을 꺼내놓지 않으면 종내는 그것들이 당신을 파괴할 것이다. 당신의 내면에 갇혀 있는 것들을 석방시키고 당신 자신을 구하라. 감정들을 내면화시켜 안으로 저장해 두면 그것들이 당신을 무너뜨릴 것이다. 건강을 유지하고 싶다면 감정과 느낌을 알아차리고, 인정하고, 표현하라. 꿈과 감정을 기록하는 일기를 쓰고, 날마다 기도나 명상을 하며, 아픔을 공유할 수 있는 그룹 모임에 참여하라. 그러는 동안 간병인이 된 진정한 이유들을 되짚어보라.

채식주의자, 명상가, 날마다 조깅을 하는 사람, 혹은 성직자 그 누구라도 모두 죽는다. 어떤 사람들은 영원히 살기 위해 온갖 노력을 기울이고, 시간과 돈을 쏟아 부었는데도 결국 죽게 되었다며 몹시 억울해한다. 그러므로 죽음을 피하려고 애쓰며 삶을 허비하지 마라. 그 대신 자기만의 길을 찾아 진정한 삶을 살기 위해 노력하라. 그러는 과정에서 당신은 더 오래 살고 더 풍요로운 삶을 영위하게 될 것이다. 성경에서 말하듯이 "누구든지 제 목숨을 살리려는 사람은 잃을 것이며 제 목숨을 잃는 사람은 살릴 것이다."(〈누가〉 17: 33)

우리는 살날이 얼마 남지 않았다는 것을 알았을 때 생명을 위협하는 질병으로부터 회복되는 사람들을 많이 보았다. 죽을 것이라는 말을 듣는 순간 자신의 가슴에 있는 것을 따르고 진정한 삶을 살기 시작하면서 기분이 좋아졌기 때문인지 모른다.

간병 일을 하기 전에 그 일을 하는 자신의 동기가 올바른지 살펴보라. 죄책감이나 다른 누군가가 부탁했기 때문이 아니라 진정으로 자신이 하고자 원해서 내린 결정이어야 한다. "내가 병을 치료할 수 없는 사람들에게 나는 무엇을 해줄 수 있는가?" 자문해 보라.

그렇다면 우리에게 편지를 보냈던 그 의사는 암에 걸린 자기 아버지를 어떻게 위로해야 할까? 우리는 그가 건네는 위로의 말이 아무리 훌륭하다 해도 그 말이 아버지의 암을 치유할 수 있을 거라고는 생각하지 않는다. 그러니 당신은 사지마비 환자에게 어떤 말로 위로를 하고 삶의 의지를 심어주겠는가? 걸을 수 있는 당신은 결코 그가 경험하고 있는 고통을 이해할 수 없다. 당신은 관광객이지 원주민이 아니다. 그러므로 설교하려 들거나 충고하기보다는 원주민들이 모여 있는 곳으로 그를 데려가서 그들이 서로를 위로하고 아픔을 공유하며, 이끌고, 지원하고, 치유하게 하라.

삶의 유한함을 받아들인다는 것이 쉬운 일은 아니다. 그러나 그 사실을 부인하면 병을 더 키우게 된다. 우리는 모두 죽는다는 사실을 인정할 때 더 건강할 수 있다. 그때 우리는 자기다운 방식으로 사랑을 표현하고, 부당한 대우를 받거나 존엄성이 침해될 때 정당하게 분노를 표현하며, 진정한 자신의 삶을 살아가기 시작한다. 우리의 유한함을 받아들일 수 있을 때 우리는 삶을 즐기며, 욕구와 감정을 표현하고, 용단을 내리고, 원하지 않는 일을 과감히 거절하고, 우리의 아픔과 고통을 딛고 삶의 방향을 바꿀 수 있다.

이 세상의 모든 고통과 아픔은 우리에게 서로를 돌볼 수 있는 기회를 주기 위해 존재한다. 우리는 사랑하는 사람이 죽은 뒤 장례식장에서나 무덤 앞에서 꽃을 바치며 흐느끼는 사람들을 자주 본다. 사랑하는 사람이 아직 살아있을 때 부케를 들고 나타나 연민의 눈물을 보일 수 있는 기회를 놓친 후에 말이다. 모든 인간은 살아있는 것들에 연민과 사랑을 표현하고 행복한 삶을 구현하기 위해 이 세상에 왔다. 우리가 그런 일을 하고 살아갈 때, 다시 말해 서로를 돌보며 사랑할 때, 우리는 영원할 수 있으며 모든 고통으로부터 자유로울 수 있다.

당신은 마더 테레사Mother Teresa가 병자들을 간병하는 일이 힘들다고 불평하는 모습을 상상할 수 있는가? 물론 그녀는 다소 피곤해 보였지만 우리는 결코 그녀의 푸념을 들어본 적이 없다. 그리고 그녀가 소진된 모습을 상상할 수 없다. 마더 테레사는 우리가 알지 못한 무엇을 알고 있었을까? 그녀는 우리가 가슴을 따르고 내면의 지혜대로 살아야 한다는 것을 알고 있었다. 그럴 때 우리가 누군가를 돌보는 행위는 고된 간병일이 아니라 온전함을 창조하고 경험하는 일이 된다. 편지에서 자신의 아버지를 보살피는 방법에 대해 질문한 그 의사는 가슴이 아닌 머리를 따르는 일에 익숙해 있었다. 우리는 그를 비판하는 것이 아니다. 그는 아버지를 염려하며 고통 속에서 당연히 물을 수 있는 질문을 했다. 다만 그는 우리 모두와 마찬가지로 "건강과 치유에 관한 모든 질문의 답은 우리 가슴속에 있다"는 사실을 깨닫고 자기만의 답을 찾아야 했다.

만일 당신이 내면의 직관에 주의를 기울이고, 가슴을 따르며, 자기 자신의 치유를 위한 시간을 갖는다면, 다른 사람을 돌볼 수 있는 준비가 될 것이다. 3부에서 우리는 마사지, 침상 운동 및 당신과 환자의 치유에 도움이 되는 몇 가지 힐링 활동과 방법을 소개할 것이다.

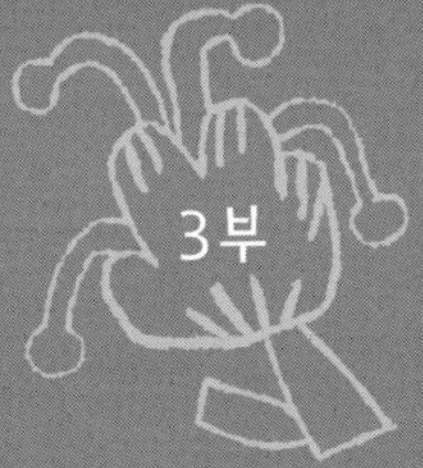

3부

힐링 운동

13

치유를 위한 활동

| 문병객과 함께하기 |

치료가 진행되는 동안 당신은 많은 상반적인 감정들을 경험하게 될 것이다. 상실감을 느끼는 동시에 안도감과 해방감이 들지도 모른다. 치료를 통해 병든 부분이 제거되었다는 사실이 한편으론 놀랍고 감사하지만, 당신의 몸은 수술과 화학 약물 혹은 방사선의 침입을 받은 것에 분노를 느끼게 된다. 의학적 치료는 정신적 차원에서는 분리와 깨어짐, 온전함의 혼란을 감당하는 일과 같다.

그러나 당신의 온전함은 인체의 구성 요소들이 아닌 '존재'의 상태에 달려 있다. 따라서 우리는 이 장에서 '힐링 방법'들을 소개하여 육체의 치유와 재활을 촉진하는 한편, 새로운 한계에 적응하고, 일시적이든 장기적이든 그것들과 함께 살아갈 수 있는 방법들을 제시하고자 한다.(이는 당신이 이를 악물고 제약과 한계를 참는 것이 아니라 그것들과 함께 조화롭게 살아가는 방법이다.) 여기 소개된 힐링 방법들은 신체적 건강의 회복뿐 아니라 갈등 상태의 감정들을 해소하여 심리적인 편안함과 안정감을 돕는다.

물리치료사의 도움을 받으면 힐링 운동의 효과를 증대시킬 수 있다. 그러나 현실적으로 병원에서 물리치료사들에 대한 수요가 너무 많기 때문에 당신이 원하는 만큼의 충분한 지원을 얻기가 어렵다. 우리가 소개하는 몇 가지 간단한 운동은 투병하는 곳이 어디든 가능하고 혼자서도 얼마든지 할 수 있다. 이 운동들은 신진대사를 촉진시키며 자신감을 향상시키고 기분 상승에 도움이 된다. 만일 가족이나 문병객과 이 운동들을 함께 할 수 있다면, 당신은 그들에게 전혀 새로운 범위의 가능성을 열어주게 될 것이며 치유의 효과가 양쪽 모두에게서 나타날 것이다. 일단 자신에게 맞는 운동을 선택한 뒤 혼자 있을 때도 꾸준히 실행한다면 더욱더 큰 효과를 기대할 수 있다.

뒤에 소개하는 침상 운동, 걷기와 휠체어 타기, 마사지 등의 힐링 방법은 치유를 촉진하는 운동이다. 침상 운동은 움직임이 부족할 때 발생할 수 있는 신체의 퇴화 현상을 예방하고, 생동감을 느끼게 해 긍정적인 마음을 갖게 한다. 또한 침상 운동은 의료 치료가 끝난 후 육체와의 자연스러운 연결을 도와준다. 걷기와 휠체어 타기는 침대에서 일어나 거동하는 시간을 좀 더 즐겁고 흥미롭게 만들어줄 것이다. 마사지 방법에 대한 안내는 당신이 편안함과 위안을 느낄 수 있게 돕고 싶어 하는 주변 사람들에게 도움이 될 것이다.

우선 당신의 건강 상태에서 적합한 운동의 종류와 강도, 속도에 대해 담당 의사나 간호사, 물리치료사와 상의하라. 그런 다음 주기적으로 몸의 컨디션에 따라 어떤 변화가 필요한지 물어라. 그러나 일단 각 운동에 대한 설명을 읽어보고 당신이 할 수 있다는 느낌이 드는지 살펴보라.

운동을 시작하기 전에 당신의 몸과 대화하라. 특히 치료받은 상처 부위와 이야기를 나눠보라. 말에는 힘이 있다. 심상화와 같은 치유 기제가 작동하는 원리도 그 때문이다. 말의 힘은 양날의 칼처럼 '사랑'과 '생명력'을 불어넣을 수도 있지만, 잘못 사용되면 파괴적인 결과를 초래하기도 한다. 당신은 사람들이 허리가 아플 때 "몹쓸 놈의 허리"라고 말한다든지 목이 아플 때 "염병할 놈의 목"이라고 원망하는 소리를 들어본 적이 있는가? 만일 그들이 "내 허리가 우울해하고 있다" 혹은 "내 목이 사랑을 원한다"라고 말한다면 어떨까? 시간이 흐를수록 그들의 느낌에 어떤 변화가 일어날 것이라고 생각하는가? 통증이나 불편함이 있을 때 당신 자신에게 그렇게 한번 해보라. 신비한 변화를 체험하게 될 것이다. 당신의 몸을 사랑하라. 특히 병든 부분은 더욱더 사랑하라. 그러면 훨씬 더 빠르게 치유될 것이다.

침상 운동과 마사지는 당신의 몸에 사랑을 전달하는 방법이다. 이 활동들은 테크닉보다는 자신의 몸을 탐험한다는 자세로 접근하는 것이 중요하다. 그러므로 운동을 시작할 때 자기 자신을 부드럽고 관대하게 대하면서 몸에서 느껴지는 감각에 집중하라. 어떤 느낌이 드는지 관찰하며 몸의 말에 귀를 기울여라. 그러면 점차 자신의 몸과 다시 연결되는 느낌을 받게 될 것이다. 어떤 것도 강요하지 말고 다만 느껴라.

일단 시작하면서 인근 도서관이나 서점 혹은 인터넷을 통해 치유 활동에 관련된 좀 더 많은 자료와 정보들을 찾아보라.

병원에 있는 동안 적극적으로 힐링 활동을 실행한다면 당신은 '순종하며 고통받는' 환자의 역할에 빠지지 않을 것이다. 그 대신 자신의 시간과 공간을 통제할 수 있는 힘을 얻고, 생명력과 존재감을 키우게 될 것이다. 살며 성장하는 힘을 얻게 될 것이다. 표지판 사용과 가까운 사람들의 방문, 자발적인 힐링 활동은 당신의 치유를 촉진하여 퇴원을 앞당기게 할 것이다. 그리하여 곧 퇴원 후의 요양과 치유에 대해 계획하게 될 것이다. 일단 무엇을 시도하고 싶은지 알아내고 그것을 실행하기 위해 표지판을 선택해서 병실 문이나 커튼에 게시하라. "치유중—방해하지 마시오!" 시간은 절대적으로 중요하다. 그러므로 빨리 시작하라. 광고 문구에도 있듯이 "그냥 하라Just do it!"

우리는 당신에게 사랑하는 사람을 어떻게 위로하고 감동시키는지 가르쳐줄 사람이 필요하다고 생각하지 않는다. 당신은 이미 잘 알고 있으며, 어쩌면 지금 사랑하는 사람의 손을 잡아주거나, 이마 위에 물수건을 얹어주거나, 따뜻하게 껴안아주고 있을지 모른다. 우리가 여기에 제시하는 힐링 방법들은 다만 당신이 익히 알고 있는 것들에 몇 가지 더 추가하는 것들일 뿐이다.

요사프 — 처음으로 내가 힐링 운동의 효과에 확신을 갖게 되었던 때는 장모님이 뇌졸중으로 고생하던 무렵이었다. 아내와 나는 꾸준히 장모님의 '침상 운동'을 도우며 마비 증세가 완화되는 것을 확연히 목격할 수 있었다. 단지 팔과 다리를 조금씩 움직여주었을 뿐이지만 점차 경직된 몸에서 생기가 살아나는 모습을 보며 우리는 경이감마저 느꼈다.

또한 내가 요양원으로 85세의 노모를 찾아갔을 때 마사지를 해주며 받았던 특별한 느낌도 아직 생생하다. 다발성 뇌졸중으로 고생하시던 어머니는 내가 방문했을 때 간신히 휠체어에 몸을 의지한 채 힘없이 늘어져 있었다. 불과 몇 달 전만 해도 어머니는 활기차게 동네를 산책하거나, 끝이 없을 것 같은 레퍼토리의 노래를 장단에 맞춰 부르며 주저 없이 지르박을 추곤 했었다. 내가 다가가서 기분이 어떠냐고 묻자 어머니가 몸을 곧추세우며 역정을 내듯 "지겨워!"라고 하더니 다시 고꾸라지듯 힘없이 몸을 늘어뜨렸다. 그 상황은 정말로 지겨웠다. 어머니는 자신의 몸에 지쳐 있었고, 조만간 그 몸에서 떠날 채비를 하는 것 같았다.

그러는 동안 나는 어머니에게 나의 사랑을 표현하고 싶었다. 그래서 간호사에게 바디로션을 얻어 어머니의 손과 어깨를 천천히 마사지하기 시작했다. 뼈마디가 앙상한 어머니의 손을 잡고 마사지를 하는데 매우 특별한 느낌이 들었다. 평소에 애정 표현이나 포옹에 인색했던 것은 아니지만, 그토록 가까이서 어머니의 손을 잡아본 것은 어렸을 때 이후 처음인 것 같았다. 몇 분간의 마사지를 마치고 나서 어머니를 병실에 모셔다 드렸다. 그것이 내가 어머니를 본 마지막이었다. 몹시 가슴 아린 시간이었지만 아직도 나는 어머니의 손을 마사지하며 느꼈던 그 특별한 친밀감을 잊지 못한다.

만일 당신이 머리가 아닌 가슴이 시키는 대로 따라서 그 순간에 집중한다면, 어떤 활동에서든 이와 유사한 유대감을 경험하게 될 것이다.

함께 하는 힐링 활동은 서로에게 연결되는 방법이다. 이것은 몸을 바삐 움직여 유대감을 회피하게 만드는 행위가 아니다. 아무리 좋은 힐링 활동이라도 환자에게 억지로 강요하지 마라. 때로 환자는 아무것도 하지 않고 그저 당신과 함께 있는 시간을 원할 수 있기 때문이다. 어떤 종류의 활동을 시도하고 싶은지는 당신과 환자에게 달려 있다. 먼저 환자에게서 힌트를 얻어라. 어떤 활동이든 환자가 편안함을 느끼고 당신도 즐겁게 참여할 수 있는 것이 좋다.

특정 운동에 대한 적합성과 시간, 강도가 환자에게 무리가 없는지 알아보기 위해 담당 간호사와 의사, 물리치료사 혹은 다른 힐링 전문가들과 상의하라. 당신들은 모두 같은 팀이다.

11장에 제시된 조언을 기억하라. 느긋한 마음으로 혹시 저지를지 모르는 자신의 실수를 미리 용서하고, 순간에 존재하며, 직관을 믿어라. 무엇보다도 힐링 활동들은 한계가 아닌 '가능성'에 초점을 두어야 한다. 당신은 사랑하는 사람과 함께 그 가능성이 무엇인지 발견하게 될 것이다.

| 침상 운동 |

>> 전반적인 가이드라인

- 먼저 각 운동에 대한 방법을 읽어보고, 스스로 판단할 때 적합하다는 느낌이 드는지 보라.
- 의료진과 상의해서 당신이 선택한 운동에 무리가 없는지 확인하고, 만일 해도 된다면 어느 정도의 속도와 강도가 적당한지 물어라.
- 자기 자신을 최대한 배려하고 부드럽게 대하라. 힐링 운동은 펴

포먼스가 아니다.

» 복식 호흡 운동

위치 침대

효과 호흡 운동은 긴장과 스트레스를 완화하고, 통증을 경감시키거나 제거하는 효과가 있으며, 내면과의 교류를 돕는다. 또한 기다리는 시간(의사, 검사 결과 등)을 힐링 시간으로 이용할 수 있는 간편한 방법이다.

인위적인 의도 없이 자연스럽게 호흡하라. 단순히 눈을 감고 들숨과 날숨에 집중하면 위에 기술한 모든 효과를 얻을 수 있다. 아래에서 방법에 대해 설명한 것은 호흡의 효과를 높이기 위한 것이다. 호흡은 테크닉보다는 내면의 느낌을 관찰하는 것이 중요하다.

방법 ❶ 편안한 자세로 등을 대고 누워 자연스럽게 무릎을 세운다. 두 발을 어깨 넓이로 벌리고 양쪽 무릎을 서로 기대어 맞댄다. 양손은 손가락 끝을 서로 맞닿게 하여 살며시 배 위에 올려놓는다.

❷ 코로 숨을 들이마시며 풍선이 부풀어 오르는 것처럼 아랫배에 공기를 가득 채운다. 이때 맞닿은 양손의 손가락 끝이 살짝 벌어지는 것을 느낀다. 천천히 숨을 내쉬며 뱃가죽이 등에 닿을 정도로 복부가 홀쭉해지는 것과 동시에, 벌어진 양손

의 손가락 끝이 다시 서서히 맞닿는 것을 느낀다.

❸ 이와 같은 방식으로 자연스럽게 숨을 들이마시고 내쉰다. 이때 가능한 한 어깨와 가슴은 움직이지 않도록 주의한다. 배로 숨이 들어가고 배에서 숨이 나오게 한다. 숨을 들이마실 때는 몸 전체가 부드럽게 팽창된다고 생각한다. 숨을 내쉴 때마다 몸과 마음의 긴장이 점점 더 깊이 풀리면서 나른하게 가라앉는다고 상상한다.

❹ 내면의 고요함으로 연결되기 위해 호흡에 집중한다. 들이마시는 숨이 그 고요함 속에서 만들어지고, 내쉬는 숨이 다시 그 안으로 녹아 사라진다고 상상한다. 깊은 내면의 고요함 속에서 빛처럼 따스한 평화로움과 지극한 기쁨을 느낀다. 숨을 내쉴 때는 탁한 감정들과 긴장, 두려움, 불안을 강물에 떠내려 보낸다고 상상하며, 텅 비워진 몸과 마음을 평화로운 기운으로 채운다. 숨을 들이마실 때마다 몸 전체가 따뜻하고 환하게 빛나며 더욱더 편안하고 평온해진다고 상상한다.

>> 환자와 함께 하는 호흡 운동

위치 침대나 의자

효과 이 운동은 환자와 깊은 유대감을 형성하고, 그 시간 속에 함께 집중할 수 있도록 돕는 방법이다.

가족과 팀원들이 알아두어야 할 점 함께 하는 호흡 운동은 환자가 의식이 있든 없든 혹은 잠들었거나 혼수 상태에 있을 때에도 할 수 있는 효과적인 방법이다.

방법 ❶ 서로 마주보고 의자에 앉는다. 만일 그것이 가능하지 않다면 환자는 편안한 자세로 침대에 누워서 해도 좋다.

❷ 환자의 호흡에 맞추기 시작한다. 환자는 눈을 감아도 된다. 환자의 숨소리에 집중하며 환자가 숨을 들이마실 때 함께 들이마시고 내쉴 때 함께 내쉰다. 만일 환자의 숨소리가 들리지 않으면 환자의 가슴이 올라오고 꺼지는 리듬을 지켜보며 환자의 호흡에 맞춘다.

❸ 일단 환자의 호흡과 하나가 되면 살며시 눈을 감고 그냥 호흡에만 집중한다. 숨을 내쉴 때마다 점점 깊이 몸과 마음을 이완시킨다.

❹ 단지 한 사람의 호흡만 있다고 상상한다. 점차 두 사람 사이의 경계가 허물어지고, 둘이 하나로 연결되며 깊은 유대가 형성되는 것을 느끼게 될 것이다. 몇 분 동안 함께 호흡한 뒤 천천히 눈을 뜨고, 원한다면 두 손을 합장한 자세로 서로에게 머리 숙여 인사할 수 있다.

» 다리 미끄러뜨리기

위치 침대

효과 다리와 골반의 유연성을 높여준다.

방법 ❶ 침대에 편안한 자세로 눕는다. 두 다리를 쭉 펴고 가지런히 모아준다. 무릎이 뻣뻣하지 않도록 관절의 힘을 뺀다. 두 팔을 몸통 옆에 가지런히 내려놓는다.

❷ 숨을 깊게 들이마시고 4초간 참았다가 다시 4초에 걸쳐 천천히 내뱉는다.(이 운동을 하는 동안 숨을 들이마시고 내쉴 때마다 마음속으로 천천히 숫자로 4초를 센다.) 다시 숨을 4초간 세면서 들이마시고, 이번에는 숨을 내쉴 때 오른쪽 다리를 오른쪽 방향으로 침대 바닥에 끌듯이 가능한 멀리 뻗어준다. 왼쪽 다리를 움직이거나 등을 웅크리지 않도록 주의한다.

❸ 천천히 숨을 들이마시며 오른쪽 다리를 원래의 자리로 가져온다. 4초에 걸쳐 숨을 내쉰다. 다시 숨을 깊게 들이마시고, 이번에는 숨을 내쉴 때 왼쪽 다리를 왼쪽 방향으로 침대 바닥에 끌듯이 가능한 멀리 뻗어준다. 오른쪽 다리가 움직이지 않도록 주의한다. 천천히 숨을 들이마시며 왼쪽 다리를 원래의 자리로 가져온다.

❹ 왼쪽과 오른쪽 다리에 각각 4회씩 반복한다.

» 어깨 이완

위치 침대나 의자에 앉기

효과 혈액 순환을 개선하고, 어깨의 활동 범위를 넓혀주며, 양 어깨와 목, 윗등, 가슴의 긴장과 뭉친 근육을 풀어준다.

방법 ❶ 깊게 숨을 들이마시며 양 어깨를 귀 쪽으로 추켜올렸다가, 숨을 내쉬며 아래로 찍어 누르듯이 끌어내린다. 4회 반복한다.

❷ 숨을 들이마시며 양 어깨를 귀 쪽으로 가져간다. 숨을 내쉬며 양 어깨를 뒤로 굴려서 내리고 다시 앞으로 굴려준다. 연이어 양 어깨를 뒤로 4회 굴려주고, 반대로 앞으로 4회 굴려준다.

>> 척추 이완과 유연성

위치 침대나 의자의 가장자리에 걸터앉기

효과 척추의 이완과 유연성을 돕고 등을 따뜻하게 한다. 추간판과 척수에 에너지를 공급하며, 흉곽을 열어 등을 반듯하게 펴주고, 견갑골 사이의 긴장을 완화시킨다.

방법 ❶ 침대나 의자의 가장자리에 걸터앉는다. 두 팔을 나란히 몸통 옆에 두고 손바닥이 위를 보게 한다. 엉치뼈(골반 기저부의 꼬리뼈)를 아래로 꾹 누르듯 바닥에 붙인다. 두 팔을 곧게 편 상태에서 서서히 뒤쪽으로 이동시켜 양쪽 어깻죽지가 척추뼈를 중심으로 최대한 안쪽으로 모아지게 한다. 양 어깨를 천천히 귀에서 아래로 멀리 끌어내린다. 앞가슴을 들어 올리고, 시선은 약간 위를 향한다.

❷ 천천히 숨을 내쉬며 처음 자세로 돌아오면서 등을 웅크려 둥글게 말아준다. 척추의 꼬리뼈까지 추간판의 마디마디가

이완되고 벌어지는 느낌이 들도록 최대한 앞으로 웅크려준다. 양 팔을 앞으로 가져와 자신을 껴안는 자세를 취하고, 턱은 앞가슴에 닿는 듯한 느낌으로 당겨준다.

❸ 이와 같이 척추를 조였다 펴주는 동작을 6회 반복한다. 이 운동을 할 때 자기 자신이 펼쳤다 오므라드는 말미잘이라고 상상한다.

| 걷기와 휠체어 |

요즘 병원에서는 환자들을 가능한 한 빨리 침상에서 일어나 걷게 한다. 일찍 거동을 시작할수록 회복의 속도가 빠르고, 연이어 다음 단계의 치유와 재활 치료로 나아갈 수 있기 때문이다.

그러므로 두렵고 모험적일 수 있는 순간을 좀 더 즐겁고 흥미롭게 만들 수 있는 방법을 찾아보라. 아래의 제안은 당신이 침상에서 일어나 걷거나(혼자서 혹은 보조 기구를 사용하거나 부축을 받아 걸을 수 있다) 휠체어 타기를 시작할 때 시도할 수 있는 아이디어들이다.

- 사람들을 웃겨라. 그리고 웃음이 하품처럼 전염되는지 지켜본다. 웃길 수 없으면 하품이라도 하게 만들어라!
- 문병객이 없는 다른 환자의 병실을 방문한다. 간호사에게 물어보

면 알려줄 것이다.

- '감사한 마음으로 지켜보기'를 한다. 병원 관리인들이 일하는 모습을 먼발치에서 혹은 가까이 다가가서 지켜본다. 마음이 동하면 수고한다는 말을 건넬 수 있다.
- '감사의 걷기(혹은 휠체어 타기)'를 시도한다. 병원 복도를 몇 바퀴 돌며 한 번 왕복할 때마다 당신의 삶에서 감사할 수 있는 일을 한 가지씩 떠올려본다. 이것은 사실 걷기 명상이라 할 수 있다. 몇 번 하다 보면 감사할 수 있는 일들이 의외로 많이 있다는 사실을 발견하고 놀라게 될 것이다. 이와 같은 명상은 또한 마음을 평온하게 만든다.

| 힐링 터칭: 마사지 |

우선 환자에게 마사지를 해도 되는지 의료인과 먼저 상의하라. 또한 특별한 가이드라인이나 주의 사항이 있는지 물어라. 마사지를 하는 동안 환자가 어떻게 느끼는지를 자주 확인하라. 마사지 전과 후에 손을 씻어라.

>> 발 마사지

위치 침대나 의자 (만일 환자가 의자에 앉아 있으면 마사지할 발을 당신의 무릎 위에 올리고 환자의 무릎 관절이 경직되었거나 뻣뻣하지 않은지 확인하라. 환자가 누워 있을 경우 환자의 얼굴이 마주보이는 발치에 앉는다. 발 마사지는 맨발이나 양말이 신겨진 채로 해도 상관없다.)

효과 혈액 순환을 촉진하고 발목의 유연성을 높여주며 접촉을 통해 친밀한 유대감을 느끼게 한다.

방법 ❶ 마사지할 환자의 발을 두 손으로 살며시 감싸 쥔다. 양 손의 엄지가 발바닥에 닿게 하고, 나머지 손가락들은 발등을 감싸듯 쥔다. 양 엄지로 각 발가락 아래의 뿌리 부분에서 시작하여 뒤꿈치 선을 따라 작은 원을 그리듯 문지른다. 왕복하여 발바닥 전체를 문질러준다. 환자에게 느낌이 어떤지 물어보고 원하는 방식이 있는지 알아내라.

❷ 처음 시작했던 위치로 돌아와 이번에는 양 엄지로 발바닥 전체에 도장을 찍듯 꾹꾹 눌러준다. 부드러운 강도로 엄지발가락 아래에서 시작하여 뒤꿈치까지 일직선으로 꾹꾹 눌러준 다음, 두 번째 발가락으로 돌아가 같은 방식으로 뒤꿈치까지 눌러준다. 차례로 나머지 발가락 아래에도 똑같이 실시한다. 다 끝났으면 지압의 강도를 높여서 다시 엄지발가락 아래에서부터 전체 과정을 반복해 준다. 환자와 당신에게 무리가 없는 강도로 눌러주며 이 과정을 여러 번 반복한다.

❸ 한 손에 뒤꿈치를 받쳐 들고 다른 손으로 발가락 전체를

감싸 쥔다. 환자의 발을 각각 시계 방향과 반시계 방향으로 여러 번 부드럽게 돌려준다.

❹ 한 손으로 발뒤꿈치를 받쳐 든다. 다른 손은 손바닥이 발바닥의 움푹 들어간 부위에 닿게 하고 손가락들이 환자의 발가락 끝보다 위로 나오게 한 뒤, 환자의 발끝을 무릎 쪽으로 살며시 젖혀 발목을 이완시킨다. 이때 환자에게 무리가 없도록 천천히 부드럽게 젖혀준다. 이와 같은 스트레칭을 할 때는 환자와 호흡을 맞추도록 한다.

❺ 손가락들이 환자의 머리 쪽으로 향하게 한 뒤 양 손바닥을 각각의 발목 아래 뒤꿈치 옆에 둔다. 양손을 가볍고 빠르게 앞뒤로 엇갈려 움직이며 두 발의 뒤꿈치 측면을 문질러준다.

>> 손 마사지

위치 침대에 눕거나 앉기

방법 ❶ 두 손으로 환자의 한쪽 손을 부드럽게 감싸 쥔다. 이때 환자의 손바닥이 아래를 보게 한다. 당신의 손가락들이 환자의 손바닥에 닿게 하고, 양쪽 엄지는 환자의 손등 위에 둔다. 양쪽 엄지를 앞뒤로 움직여서 환자의 손등을 문지른다. 손등 전체에 여러 번 반복한다. 그런 다음 시작할 때처럼 두 손으로 환자의 손을 받쳐 들고, 부드럽게 환자의 손목을 아래로 한두 번 정도 굽혀준다. 이와 똑같은 방식으로 다른 손도 마사지한다.

❷ 한 손에 환자의 손을 올려놓고 다른 손으로 환자의 새끼손가락을 살며시 감싸 쥔다. 새끼손가락의 뿌리 부위에서 시작하여 각 마디 위를 가볍게 쥐어짜듯 비틀어주어 연한 피부 조직을 마사지한다. 나머지 다른 손가락들과 엄지도 같은 방식으로 마사지한다.

❸ 환자의 손바닥을 위로 향하게 한 뒤 양손으로 잡는다. 이때 양쪽 엄지를 환자의 손바닥에 닿게 하고, 나머지 다른 손가락들은 환자의 손등에 둔다. 양 엄지로 작은 원을 그리듯 가볍고 빠르게 앞뒤로 움직여 손바닥 전체를 문지른다. 여러 번 반복한다.

| 버니의 자료들 |

일반적으로 나는 도서 자료의 나열을 좋아하지 않는다. 건강이나 힐링, 자기 계발에 관한 도서들이 너무 많아 일일이 열거하려면 책 한 권은 족히 필요할 것이다. 치유에 관해 더 많은 정보를 원한다면 도서관이나 서점에서 자기 계발과 연관된 자료들을 찾아볼 수 있다.

만일 당신이 병석에 있는 소중한 사람을 위해 이 책을 읽고 있다면 아래에 소개하는 도서들을 읽어보라고 환자에게 권할 수 있다. 그러나 강권하지 말고 환자의 선택에 맡겨라. 그런 다음 당신이 직접 모든 것을 찾아 읽고 환자를 지원할 준비를 하라.

의학 잡지들은 지나치게 전문적이고 제한적이다. 따라서 폭넓은 정보를 원한다면 다른 자료들을 찾아보아야 한다. 개인적으로 내가 추천하는 도서는 나 자신에게 고무적이었고 각성제가 되었던 것들이다. 그중에는 로렌스 레샨Lawrence Leshan이 쓴 《생명을 위해 싸울 수 있다*You Can Fight for Your Life*》, 오 칼 시모튼O. Carl Simonton의 《건강 회복하기*Getting Well Again*》, 그리고 정신과 전문의 칼 메닝거Karl Menninger의 책들이 있다. 또한 래리 도시Larry Dossey, 앤드류 웨일Andrew Weil, 디팍 초프라Deepak Chopra 등 다수의 전문의들이 쓴 책들은 치유에 대해 깊이 있는 정보를 제공해, 큰 도움을 줄 것이다. 질병에 대한 다양한 치료법을 알아내기 위해 동양 의학, 대체 의학, 침, 전인 치료, 자연 치료 등 다양한 요법들을 소개한 책들을 찾아보라.

특정 질환에 관한 정보는 해당 분야의 지원 단체나 관련 협회에 전화해서 책과 오디오 테이프 등을 요청할 수 있다. 같은 종류의 질병을 앓고 있는 사람들을 만나 이야기를 나누고 그들로부터 추천 도서를 소개받고 정보를 얻어낼 수도 있다. 또 사이클 챔피언 랜스 암스트롱Lance Armstrong처럼 상실과 질병을 극복하고 생존자가 된 사람들을 찾아보라. 그들의 투병기를 읽어보고 무엇이 그들에게 도움이 되었는지 알아내라.

질병에 관련된 정보 수집을 위해 권하고 싶은 잡지에는 《심신 의학의 발달*Advances in Mind-Body*》, 《보건 의료와 대안 치료*Alternative Therapies in Health and Medicine*》, 《과학과 정신*Science and Spirit*》, 《정신과 건강*Spirituality and Health*》, 《디스커버*Discover*》, 그리고 《오늘의 심리학*Psychology Today*》 등이 있다.

미세 에너지와 에너지 의학 연구를 위한 국제학회The International Society for the Study of Subtle Energies and Energy Medicine(ISSSEEM)와 미국통합의료협회American Holistic Medical Association(AHMA)를 살펴보면 시야를 넓힐 수 있는 좋은 자료들을 많이 찾을 수 있다. 또한 미국국립보건원의 소속 기관인 국립보완대체의학연구센터The National Center for Complementary and Alternative Medicine와 그들의 연구 성과를 잘 살펴보는 것도 좋다.(웹사이트 www.nccam.nih.gov 참조)

인터넷을 통해 더 많은 정보와 치료법을 알아낼 수 있다. 그러나 조심하라. 정보를 검색할 때는 그것이 웹상에서든 서점에서든 치유에 관해 극단적이거나 편협한 시각을 갖고 있는 사람들이 많이 있다는 사실을 염두에 두고 검색하는 것이 좋다. 만약 당신에게 확실한 결과를 보장한다고 장담하는 사람이 있으면 경계할 필요가 있다. 인터넷상으로 가입하는 환자들의 모임이나 채팅방에는 실제로는 병이 없으면서 환자라고 속이는 사람들도 적지 않다. 또한 영리 목적으로 환자들을 설득하거나 좌절 혹은 절망하게 만드는 사람들도 있다. 치유를 위해 당신은 '자기 자신'만의 길을 찾아야 한다는 점을 잊지 마라.

웃을지 모르지만 끝으로 내가 추천하는 힐링 자료는《뉴욕타임스》지와《USA 투데이》등 일간 신문들이다. 내가 이 글을 쓰고 있는 동안《USA 투데이》는 심상화 테이프를 이용했던 수술 환자의 연구 결과에 대해 보도했다. 어쩌면 당신도 이미 읽었을지 모른다. 연구에서 심상화 테이프를 이용한 환자들이 그렇지 않은 환자들에 비해 회복의 속도가 빠르고 통증을 덜 느낀다는 사실이 밝혀졌다.

그밖에도 갈수록 많은 연구들이 우리가 이 책에서 논의한 치유법들의 효과를 뒷받침하고 있다. 당신은 신문지상에서 환자의 생존적 태도와 지원팀 꾸리기에 관련된 연구 사례들을 직접 확인할 수 있다.

이제 당신은 치유를 계획하기 위해 필요한 모든 정보를 갖고 있다. 지금부터 그것들을 실행에 옮겨라. 그러면 머지않아 치유에 대한 자기만의 성공 수기를 쓸 수 있을 것이다.

| 요사프의 자료들 |

다음은 인터넷상으로 힐링 자료를 쉽게 얻을 수 있는 곳들이다.

- 병실 풍경화www.bedscapes.com 임상 실험을 통해 치유 효과가 입증된 자연 풍경 사진들을 온라인으로 구매할 수 있다. 사진은 커튼이나 벽에 손쉽게 부착할 수 있으며, 병실에서도 자연 속에 누워 있는 듯한 평화로움을 느끼게 한다.
- 오디오 자료www.choicemagazinelistening.org 비영리 단체로서 시각 장애인은 물론 장기간 투병 생활로 읽기에 어려움이 있는 환자들을 위해 이야기 책, 에세이, 시, 월간지, 인터뷰 기사 등의 듣기 자료를 무료로 제공한다.
- 전국환자가족협회www.nfcacares.org 만성 질환, 치매, 암 환자 및 장애인을 둔 가족들을 위해 마련된 비영리 기관으로, 간호에 대한 기초 상식과 가정에서의 간병 방법을 교육하며, 커뮤니티를 통해 심리적 고충을 나누고 정보를 교류할 수 있다.
- 간병인협회www.caregiver.org 간병인들을 지원하며 간병에 필요한 정보와 서비스를 제공하고 온라인을 통한 간병 교육 프로그램에 참가할 수 있다.
- 뇌졸중협회www.stroke.org 뇌졸중에 관련된 전문적 의학 상식을 제공하고 뇌졸중 환자와 환자 가족을 위한 지원 프로그램을 마

련하여 뇌졸중 예방과 치료 및 관리법에 대해 교육한다.

- 통증관리협회www.painconnection.org 만성 통증 환자와 환자 가족을 위한 지원 그룹으로서 통증 전문가들의 강연과 대체 의학적 치료법 및 통증 완화 훈련 프로그램을 제공한다.
- 미국통증연구재단www.painfoundation.org 정부 기관으로서 다양한 프로그램을 통해 정기적으로 통증에 대한 교육 세미나와 지원 및 자료를 제공한다.
- 유방암환자협회www.1in9.org 2010년부터 지원 분야를 확대하고 웹주소를 www.1ofUs.org으로 갱신한 뒤 유방 및 각종 부인과 암환자들을 위한 치료 정보와 교육, 재정을 지원하고 있다.
- 암환자협회www.hewlett-house.org 암 환자를 위한 휴렛 하우스는 비영리 기관으로서 각종 암에 대한 의학 정보를 제공하고, 암 생존자나 의료인들과의 무료 상담을 통해 현재 투병중인 환자와 환자 가족들의 치유 여정을 안내하고 있다.
- 보건의료 협회www.commonshealth.org 보건 의료의 통합적 지원 시스템을 지향하고 사회 봉사 기관 등과 연계해 환자의 웰빙을 돕는 네트워크를 구축하고 있다.
- 카리타스 프로젝트www.thecaritasproject.info 건강과 웰빙 증진을 위한 공간과 환경 개선에 초점을 두고 병원 및 요양 시설의 건축 디자인과 인테리어, 운영 방법에 대한 컨설턴트를 진행하는 비영리 기관이다.

- 에덴 하우스www.edenalt.com 비영리 기관으로서 독거노인들의 질적인 삶과 주거 환경을 돕고, 요양 시설에 대한 교육과 전문 간병인 양성을 위한 훈련 프로그램을 제공한다.*

---

* 한국에서 환자들에게 유용한 단체들로는 다음과 같은 것들이 있다.

- 한국환자단체연합회 http://www.koreapatient.com
- 국민건강보험 http://www.nhis.or.kr
- 국민건강보험 건강인 http://hi.nhis.or.kr/main.do
- 건강보험심사평가원 http://www.hira.or.kr/main.do

한국에서는 환자 지지를 위해서 조직된 환자 단체 혹은 환자 지지 단체가 부족하다. 때론 단체들이나 건강 정보가 상업적인 이익과 연결되어 문제가 되기도 한다. 오히려 치료받는 병원 내 자조 그룹, 예를 들면 암 자조 그룹을 이용하는 것이 더 실질적인 도움을 받을 수 있다. 질병 치료와 관련된 정보는 국민건강보험공단의 '건강인'에 접속해서 확인하거나 서울대학교병원 등 공신력 있는 기관에서 제공하는 건강 정보를 활용하는 것이 좋겠다. — 옮긴이.

환자 권리증

본 증서는________________이(가) 완전하며 신성한 인간으로 태어났음을 증명한다. 인간은 불완전한 존재이지만, 그럼에도 우리는________________이(가) 마땅히 사랑받아야 하며 존엄성과 개인적 욕구를 존중받을 권리가 있다는 사실을 모두에게 선언한다.

이 허가증은 상기의 권리가 생득권이라는 사실로 인정될 때까지 유효하다.

버니 시걸M.D

조건 없는 사랑의 의사

요사프 오거스트

생득권 위원장

책을 마치며

치유 여정을 위한 패스워드

애초 우리는 이 책의 마무리를 일반적인 후기나 에필로그 형식으로 기획했었다. 그러나 그와 같은 방식은 치유 여정을 시작하는 이 책의 주제와 맞지 않는다는 생각이 들었다. 사람들은 보통 다른 나라로 여행을 떠날 때 여권을 준비한다. 이 여행에서 당신에게 여권passport이 필요한 것은 아니지만 일종의 패스워드passwords 같은 것이 있으면 험난한 여정을 헤쳐 나가는 데 도움이 될지 모른다. 여기에 제시된 패스워드는 당신이 치유라는 낯선 영토에서 길을 잃을 때 유용한 길잡이가 되어줄 것이다.

당신의 첫 번째 패스워드는 '트레이닝training'이다. 치유는 끊임없는 단련 과정이다. 치유에 관한 책을 읽는 것은 시작일 뿐이다. 당신은 치유에 도움이 되는 정보와 방법을 찾아내고, 부단히 학습해야 하며, 자기 내면의 소리를 표현하기 위해 자신을 연단해야 한다. 우리는 이 책에서 치유에 대한 정보와 방법 들을 가지고 당신에게 힘을 실어주고자 최선을 다했다. 이제 그것들을 이용해서 부지런히 훈련하고 연마하라. 그러면 언젠가 다른 사람들에게 가르침을 줄 수 있는 시점에 도달하게 될 것이다. 가르치는 일을 좋아한다면 당신이 혹독한 훈련 과정에서 터득한 치유법들을 마음껏 공유하라. 경험을 토대에 둔 조언은 다른 사람에게 격려와 위로가 될 수 있고, 공허하게 들리지 않을 것이다. 그러나 당신의 치유에 도움이 된 것이 다른 사람에게도 효과가 있을 것이라고 장담하거나 설득하려 들지는 마라. 우리는 모두 각자의 영토에서 자기만의 길을 개척해야 한다.

치유 여정에서 당신은 길을 안내하는 조언자들을 많이 만나게 될지 모른다. 그러나 아무리 훌륭한 안내자들을 만나게 되더라도 여전히 당신은 자신의 '직관intuition'을 찾아야 한다. 만일 당신이 알래스카에서 개 썰매 경주에 참가한다면 어느 길로 달릴지 파악하기 위해 직관이 가장 뛰어난 개를 선두에 세울 것이다. 내면의 지혜가 발달된 그 현명한 썰매 개는 바로 당신의 가슴속에 있다. 어떤 선택이 옳은지 결정할 때 당신의 직관을 따르라. 그러면 절대로 잘못된 치유의 길로 가지 않을 것이다.

당신은 또한 수집한 정보들을 구체화할 수 있는 '비전vision'이 필요하다. 지식인들은 새로운 정보를 빠르게 이해한다. 그러나 우리는 당신이 지식인이 되기보다는 지혜로운 사람이기를 바란다. 지혜로운 사람들은 비전과 목표가 있고, 설정한 목표를 달성하기 위해 필요한 것들을 전망할 줄 안다.

우리는 당신이 이 책을 통해 치유에 대해 조금이나마 이해했을 것이라 생각한다. 그러나 이해한 것을 '실천work'하지 않으면 아무리 훌륭한 비전을 갖고 있어도 실현되지 않는다. 책을 읽거나 조사하는 것만으로는 충분하지 않다. 당신이 직접 실천에 옮겨야 한다. 한편 비전이 없는 실천은 고되고 힘든 노동일 뿐이다. 치유의 길을 찾아 앞으로 나아가려면 비전과 실천 그 두 가지가 병행되어야 한다.

따라서 치유 여정에 필요한 당신의 패스워드는 '트레이닝, 직관, 비전 그리고 실천'이다. 이 패스워드를 간직하라. 아울러 따로 설명이 필요 없는 사랑과 웃음 그리고 기적을 기억하라.

당신의 여정에 축복을 빌며!

—버니와 요사프

샨티 회원제도 안내

샨티는 사람과 사람, 사람과 자연, 사람과 신과의 관계 회복에 보탬이 되는 책을 내고자 합니다. 만드는 사람과 읽는 사람이 직접 만나고 소통하고 나누기 위해 회원제도를 두었습니다. 책의 내용이 글자에서 머무는 것이 아니라 우리의 삶으로 젖어들 수 있도록 함께 고민하고 실험하고자 합니다. 여러분들이 나누어주시는 선한 에너지를 바탕으로 몸과 마음과 영혼에 밥이 되는 책을 만들고, 즐거움과 행복, 치유와 성장을 돕는 자리를 만들어 더 많은 사람들과 고루 나누겠습니다.

샨티의 회원이 되시면

샨티 회원에는 잎새·줄기·뿌리(개인/기업)회원이 있습니다. 잎새회원은 회비 10만 원으로 샨티의 책 10권을, 줄기회원은 회비 30만 원으로 33권을, 뿌리회원은 개인 100만 원, 기업/단체는 200만 원으로 100권을 받으실 수 있습니다. 그 외에도,

- 신간 안내 및 각종 행사와 유익한 정보를 담은 〈샨티 소식〉을 보내드립니다.
- 샨티가 주최하거나 후원·협찬하는 행사에 초대하고 할인 혜택도 드립니다.
- 뿌리회원의 경우, 샨티의 모든 책에 개인 이름 또는 회사 로고가 들어갑니다.
- 모든 회원은 샨티의 친구 회사에서 프로그램 및 물건을 이용 또는 구입하실 때 할인 혜택을 받을 수 있습니다.
- 샨티의 책들 및 회원제도, 친구 회사에 대한 자세한 사항은 샨티 블로그 http://blog.naver.com/shantibooks를 참조하십시오.

샨티의 뿌리회원이 되어
'몸과 마음과 영혼의 평화를 위한 책'을 만들고 나누는 데
함께해 주신 분들께 깊이 감사드립니다.

뿌리회원(개인)

이슬, 이원태, 최은숙, 노을이, 김인식, 은비, 여랑, 윤석희, 하성주, 김명중, 산나무, 일부, 박은미, 정진용, 최미희, 최종규, 박태웅, 송숙희, 황안나, 최경실, 유재원, 홍윤경, 서화범, 이주영, 오수익, 문경보, 최종진, 여희숙, 조성환, 김영란, 풀꽃, 백수영, 황지숙, 박재신, 염진섭, 이현주, 이재길, 이춘복, 장완, 한명숙, 이세훈, 이종기, 현재연, 문소영, 유귀자, 윤홍용, 김종휘, 이성모, 보리, 문수경, 전장호, 이진, 최애영, 김진회, 백예인, 이강선, 박진규, 이욱현, 최훈동, 이상운, 이산옥, 김진선, 심재한, 안필현, 육성철, 신용우, 곽지희, 전수영, 기숙희, 김명철, 장미경, 정정희, 변승식, 주중식, 이삼기, 홍성관, 이동현, 김혜영, 김진이, 추경희, 해다운, 서곤, 강서진, 이조완, 조영희, 이다겸, 이미경, 김우, 조금자, 김승한, 주승동, 김옥남, 다사, 이영희, 이기주, 오선희, 김아름

뿌리회원(단체/기업)

주/김정문알로에 KIM JEONG MOON ALOE CO. LTD. 한경재단 design Vita PN풍년
사단법인 한국가족상담협회·한국가족상담센터 생각과느낌 소아청소년 성인 몸 마음 클리닉
경일신경과 | 내과의원 순수피부과 월간 풍경소리 FUERZA

회원이 아니더라도 이메일(shantibooks@naver.com)로 이름과 전화번호, 주소를 보내주시면 독자회원으로 등록되어 신간과 각종 행사 안내를 이메일로 받아보실 수 있습니다.

전화 : 02-3143-6360 팩스 : 02-6455-6367
이메일 : shantibooks@naver.com

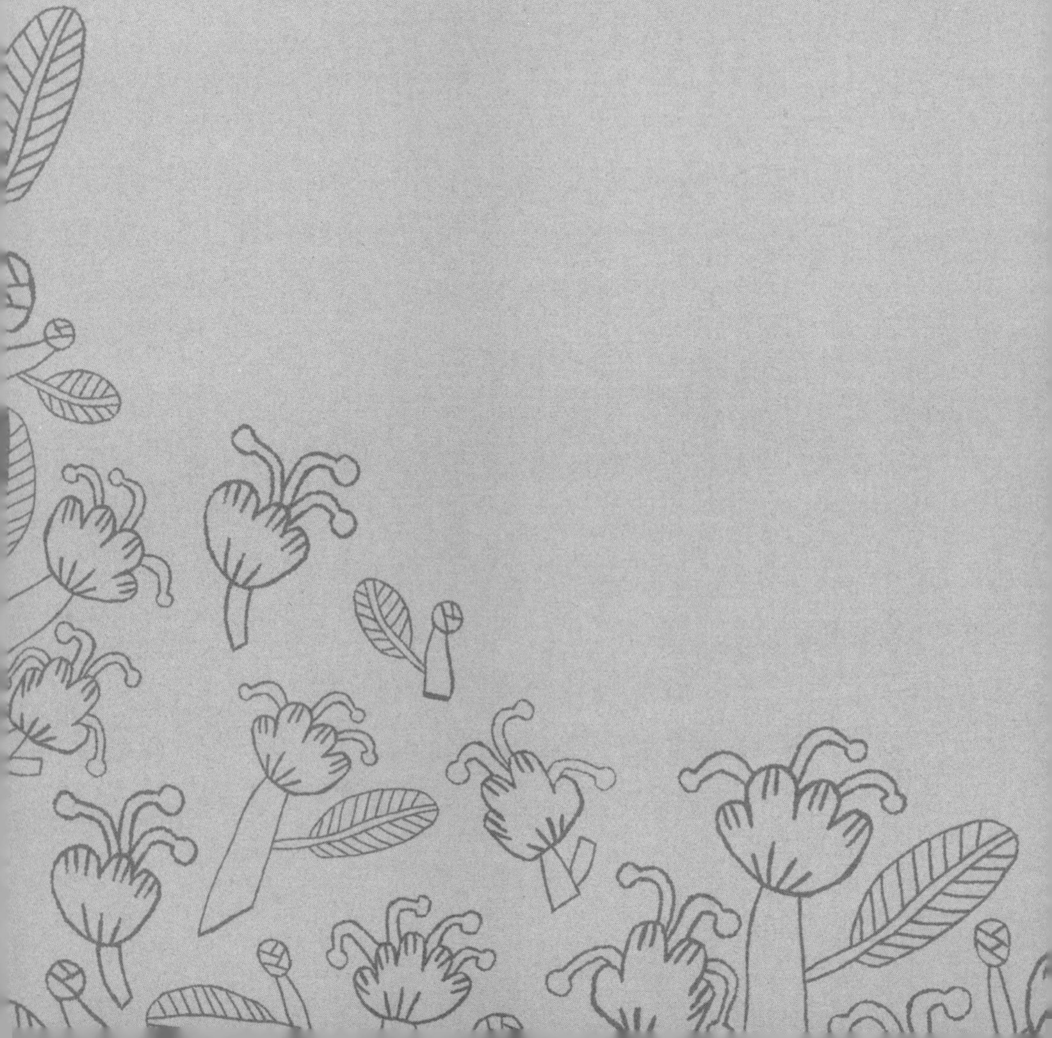

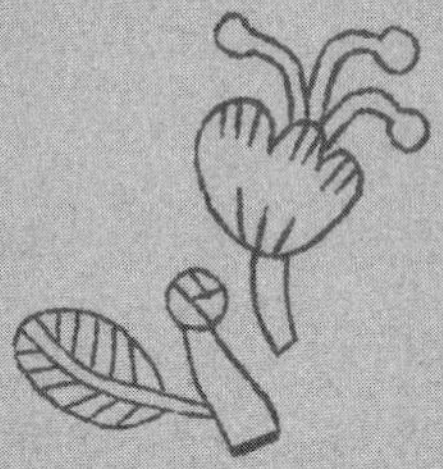